Ganzheitlich gesund

Lilo Gaudszun

NIEREN – HÜTER UNSERER GESUNDHEIT

Lilo Gaudszun

Nieren – Hüter unserer Gesundheit

AURUM

Umschlaggestaltung: Jutta Kümpfel
Titelfoto: Okapia
Zeichnungen: Martin Tiefenthaler

Die Deutsche Bibliothek – CIP-Einheitsaufnahme

Ein Titelsatz für diese Publikation
ist bei der Deutschen Bibliothek erhältlich.

2. Auflage 2004
ISBN 3-89901-478-2

www.weltinnenraum.de
Gesamtherstellung: Westermann Druck Zwickau GmbH

INHALT

Von Herzen gewidmet meinem Enkeltöchterchen Janina und allen Menschen, die aktiv zur Erhaltung und Pflege der „Hüter“ ihrer Gesundheit beitragen möchten.

KAPITEL EINS
DIE HÜTER UNSERER GESUNDHEIT

Warum die Nieren als „Hüter unserer Gesundheit“ bezeichnet werden

In allen medizinischen Systemen der Welt spielen die Nieren eine wichtige Rolle. Die Traditionelle Chinesische Medizin sieht einen engen Zusammenhang zwischen der Funktion der Nieren und dem *Jing*, der Essenz, welche die Grundlage für alle Aspekte des organischen Lebens bildet. Das *Jing* fördert das Nieren-Qi, das als die Wurzel der Lebenskraft im ganzen Körper gilt. In der ayurvedischen Medizin werden die Nieren manchmal mit Blütenknospen verglichen, deren Stängel die Harnleiter sind, und auch hier haben diese „Blütenknospen“ eine ungeheuer wichtige Bedeutung für unser gesamtes Wohlbefinden, sowohl auf der körperlichen als auch auf der seelisch-geistigen Ebene.

Auch die moderne westliche Medizin bestätigt: Die Nieren beeinflussen unseren gesamten Gesundheitszustand. Gesunde Nieren stärken unsere Abwehrkräfte, unser Immunsystem und bringen unsere Selbstheilungskräfte in Gang. Sie befreien unseren Körper von Schlacken und Giftstoffen und sorgen für die Aufrechterhaltung und Wiederherstellung der naturgegebenen Ordnung. Die Nebennieren beeinflussen unseren gesamten Hormonhaushalt und ganz besonders das vegetative Nervensystem.

All das lässt deutlich erkennen, warum die Nieren mit Fug und Recht als Hüter unserer Gesundheit bezeichnet werden können und warum wir allen Grund haben, etwas für ihre Gesunderhaltung zu tun.

Bei den Nieren handelt es sich um aus Rinden- und Marksubstanz bestehende Drüsensysteme, die vor allem der Ausscheidung von Stoffwechselprodukten und der Regelung des Wasser- und Salzhaushaltes dienen. Aus dem Blut, von dem sie ständig durchströmt werden, erzeugen sie in einem recht komplizierten Prozess einen bis anderthalb Liter Harn pro Tag. Dieser Harn, der aus dem Blut ausgefilterte Stoffe enthält, sammelt sich im Nierenbecken, fließt durch die Harnleiter in die Blase und wird dann durch die Harnröhre ausgeschieden.

Die äußerst komplizierte Zusammensetzung des Blutes und die Vorgänge, die sich im Blut abspielen, beispielsweise die Bildung von Immunkörpern, haben einen bedeutenden Einfluss auf Gesundheit und Funktionstüchtigkeit der Nieren. Um ihre vielfältigen Aufgaben erfüllen zu können, müssen die Nieren über das Blut mit Vitaminen, Mineralstoffen, Spurenelementen, Enzymen und anderen Vitalstoffen versorgt werden. Sämtliche Stoffe, die entweder von außen aufgenommen oder vom Körper produziert werden, gelangen ins Blut und damit auch in die Nieren – die guten wie die schlechten.

Dazu kommt, dass auch psychische Faktoren wie seelische Krisen und Erschütterungen, ständige geistige Erschöpfung und Überforderung, Dauerstress, depressive Verstimmungen und die Neigung, sich für alles und jedes verantwortlich zu fühlen, „an die Nieren gehen".

Da die Nieren keine Schmerznerven haben (Schmerzen werden nur im Nierenbecken, nicht in den Nieren selbst wahrgenommen), vollzieht sich der Vorgang der Schwächung schleichend. Die Funktionsstörungen können sich je nach individueller Konstitution, Alter und Veranlagung unterschiedlich auswirken.

Die Nebennieren gehören zu den innersekretorischen Drüsen, dem sogenannten endrokrinen System. Sie produzieren jene „Lebenssekrete“, die in Asien auch als „Verjüngungsessenzen“ oder „gutes Wasser“ bezeichnet werden. Diese Sekrete, die über das Blut und die Lymphe im ganzen Körper verteilt werden, sorgen für die Aufrechterhaltung der naturgegebenen Ordnung. Sie lassen uns klarer denken, besser sehen, deutlicher hören, intensiver riechen und schmecken. Sie helfen uns sogar, die Verbundenheit von Körper, Seele und Geist bewusster wahrzunehmen. Funktionstüchtige Nebennieren gehören zu den Geheimnissen einer robusten Gesundheit und können viele unserer Sünden gegen die eigene Gesundheit ausgleichen.

Menschen, deren Nebennieren geschwächt sind, leiden beispielsweise unter kalten Händen und Füßen und haben oft dunkle Schatten unter den Augen. Sie sind schneller erschöpft und gereizt und haben weniger Energie.

Die Drüsen des endokrinen Systems korrespondieren in geheimnisvoller Weise mit den Energiezentren, die sich entlang der Wirbelsäule befinden. Die Nebennieren sind dem ersten Energiezentrum oder Wurzel-Chakra am unteren Ende der Wirbelsäule zugeordnet. Dieses Zentrum ist für unsere Natur- und Erdverbundenheit verantwortlich. Es verankert uns mit beiden Beinen, mit Freude und Liebe im Leben und gibt uns sowohl auf der körperlichen als auch auf der psychischen Ebene festen Halt.

Die Bedeutung der Nieren im Ayurveda

Im Ayurveda gelten die Nieren als die wichtigsten Hüter der heiligen Ordnung innerhalb des Organismus. Diese Ordnung ist gleichbedeutend mit Gesundheit. Ist sie gestört, so führt das je nach Konstitution zu den unterschiedlichsten Störungen und Krankheitsbildern.

Das Fundament des Ayurveda bilden die fünf Elemente, aus denen die gesamte Materie, der Makrokosmos, ebenso wie sein Abbild, der Mensch als Mikrokosmos, hervorgegangen ist. Die fünf Elemente heißen Äther, Luft, Feuer, Wasser, Erde und stehen in Wechselbeziehung miteinander. Das wirkt sich mehr oder weniger, stärker oder schwächer auf den Mikrokosmos Mensch aus und bestimmt seine individuelle Konstitution, die zeitlebens unverändert bleibt. Diese fünf Grundelemente manifestieren sich auch in den fünf Sinnen, mit denen wir die uns umgebende Welt, den Makrokosmos, wahrnehmen.

Man unterscheidet drei Grundprinzipien oder *Tri-Doshas.* Herrscht das Prinzip der Bewegung mit den Elementen Äther und Luft im Körper vor, so wird diese Erscheinung als *Vata-Dosha* bezeichnet. Das *Vata* sitzt hauptsächlich im Dickdarm, in den Nebennieren (dem endokrinen System) und im Basiszentrum oder Wurzel-Chakra. Im Organismus bestimmt *Vata* den Abbau und ist von katabolischem Charakter. *Vata* entspricht der Jahreszeit Spätherbst bis Winter und der Lebensphase Alter beim Menschen, einer Zeit, in der Auflösung und Abbau im Vordergrund stehen.

Tritt das Element Feuer stärker hervor, so spricht man von *Pitta-Dosha.* Das Feuer-Prinzip beherrscht den Stoffwechsel und ist vorwiegend im Erwachsenenalter (Sommer) aktiv. Es hat seinen Hauptsitz im unteren Magenbereich, im Dünndarm, in der Leber, der Bauchspeicheldrüse, im Herz sowie im Sonnengeflecht, der elektrischen Zentrale des Organismus.

Wenn die Elemente Erde und Wasser vorherrschen, tritt *Kapha-Dosha* in Erscheinung. Es steht für Aufbau und Nähren und ist von anabolischem Charakter. Es ist besonders in der Kindheit und in der Jugend sowie im Frühling aktiv, in Zeiten also, die von Wachstum und Regeneration gekennzeichnet sind. Es sitzt hauptsächlich im oberen Magenbereich, in der Lunge, den Bronchien und der Thymusdrüse.

Eine Grundvoraussetzung für Ordnung ist ein ständig wechselndes, aber stets gleichgewichtiges Walten der *Doshas*. Beispielsweise bewegt das Luftprinzip *Vata* die Feuer- und Wasserprinzipien *Pitta* und *Kapha*, die selbst unbeweglich sind. Wasser ist notwendig, um die Macht des Feuers in Schach zu halten, das Knochen, Gewebe und so weiter verbrennen kann. Zuviel *Vata* führt zu Gewichtsverlust, Austrocknung, Abmagerung und so weiter (Nervosität, Unruhe, Zittern der Glieder), während *Kapha* im Übermaß Gewichtszunahme, Unlust, Trägheit, Fettleibigkeit und so weiter zur Folge hat.

Das Luftprinzip Vata entfacht also Pitta, das biologische Feuer, und bewegt Kapha, das Wasser, welches das Feuer löschen kann. Ob wir gesund oder krank sind, ist maßgeblich vom Pitta-System und seinem energetischen Feuer, Agni, abhängig. Agni regelt den Stoffwechsel und ist in jedem Gewebe und in jeder einzelnen Zelle vorhanden. Ist dieses energetische Feuer gestört, so kann das drastische Auswirkungen haben. Wenn zuviel Agni da ist, werden lebensnotwendige Nährstoffe „verheizt“, bevor sie genutzt werden können. Ist zu wenig Agni vorhanden, wird die Nahrung unvollständig verdaut und kann vom Organismus nicht aufgenommen werden. Aus der unvollständig verdauten Nahrung entwickeln sich Schlacken, Stoffwechselzwischenprodukte, die chemischen Veränderungen unterworfen sind oder toxische Verbindungen eingehen. Diese Gifte werden im Ayurveda als Ama bezeichnet und gelten als Wurzel oder Ursache sämtlicher Störungen und Krankheiten. Ein gut funktionierendes *Agni* stärkt unsere Abwehrkräfte, unser Immunsystem, unsere Wahrnehmung, unsere Auffassungsgabe und schenkt uns ein langes Leben. Reguliert wird dieses energetische Feuer von den Elementen Luft und Wasser.

Unabhängig von den *Tri-Doshas* und der individuellen Konstitution herrschen die Nieren absolut souverän über das Wasser, aus dem der Organismus zu einem sehr großen Teil besteht, nämlich zu über 90 Prozent bei seiner Geburt, zu etwa 70 Prozent im Erwachsenenalter und selten zu unter 60 Prozent im Greisenalter. Sie sind für die Qualität dieses Wassers verantwortlich sowie für die Beseitigung von Toxinen (*Ama*), die im Körpersystem kreisen und sich an Schwachstellen sammeln und ablagern können. Auf diese Weise sorgen sie dafür, dass die Tri-Doshas gleichgewichtig walten können.

Im *Research-Institute for Yoga-Therapie & Nature-Cure*, Almora, Indien, lernte ich die Energieleitbahnen oder *Nadis* näher kennen (die etwa den Meridianen der TCM entsprechen). Durch diese *Nadis* fließt *Prana* (Energie, die in der TCM als *Qi* bezeichnet wird), das den Körper auf allen Ebenen, den grobstofflichen wie den feinstofflichen, zu einer organischen Einheit verbindet.

Prana kreist im Körper wie die Erde um die Sonne oder der Mond um die Erde, von einem Pol zum anderen. Der wichtigste Prana-Pol ist ein Nervenknotenpunkt, der sich am Damm befindet. Er steht in enger Verbindung mit dem Basiszentrum oder Wurzel-Chakra und wird auch als Schaltzentrale des Bewusstseins bezeichnet. Im Gehirn mag zwar eine Lampe mit einer funktionstüchtigen Glühbirne stehen, aber der Schalter, der diese Lampe leuchten lässt, liegt am Damm, im Wurzel-Chakra.

Damit wir den Kreislauf des *Prana* nachvollziehen können, müssen wir die Wege kennen, welche die Energie nimmt. Das Energiesystem des Ayurveda ist mit dem vegetativen und zentralen Nervensystem unserer Medizin vergleichbar. Der *Prana*-Strom, der im Zentrum der Wirbelsäule fließt, wird *Sushumna* genannt!

Die beiden *Nadi*-Schleifen (siehe Abb.), die sich in entgegengesetzten Richtungen um die Wirbelsäule herumwinden, heißen *Ida* und *Pingala*. *Pingala* entspricht einem Teil des vegetativen Nervensystems, nämlich dem Sympathikus, der aktiviert, anregt, erwärmt und so weiter. *Ida* entspricht dem Parasympathikus, der zügelt, beruhigt, kühlt und so weiter. Beide regulieren und steuern die Funktionen aller Organe.

Pingala (Sympathikus) verläuft rechts der Wirbelsäule und mündet von rechts auf der Stirnmitte zwischen den Augenbrauen in das sechste Energiezentrum (auch Stirn-Chakra oder Drittes Auge genannt). *Ida* (Parasympathikus) verläuft links der Wirbelsäule und mündet von links in das Stirn-Chakra. Auf ihrem Weg nach unten oder oben begegnen sie sich. Sie kreuzen sich immer an den Energiezentren oder Chakren, die entlang der Wirbelsäule aufgereiht sind.

Das *Prana* im Körper wechselt in einem neunzigminütigen Zyklus zwischen *Ida* und *Pingala* hin und her. Dieser innere Zyklus kann ganz bewusst genutzt werden.

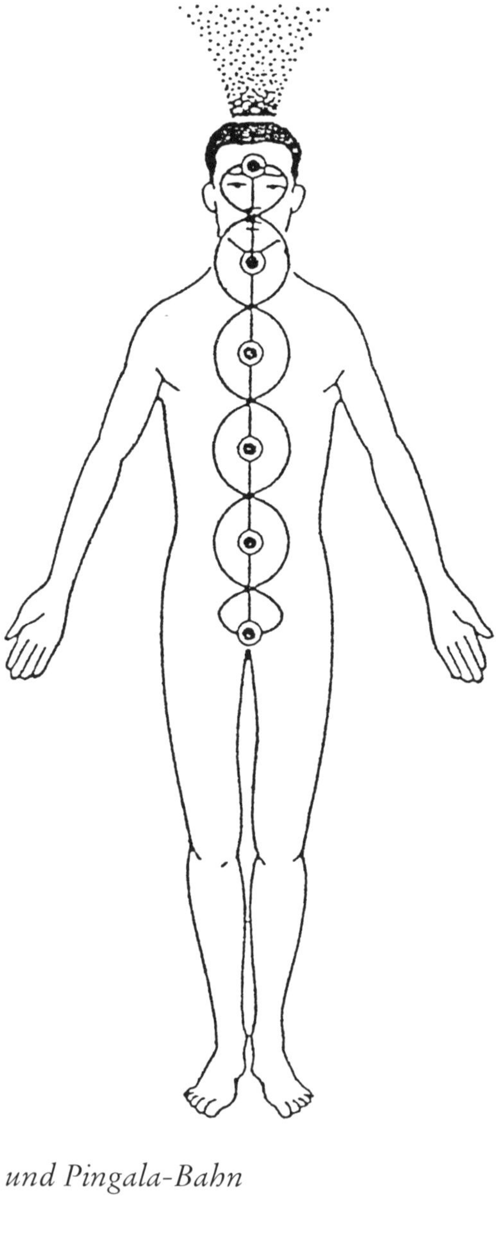

Die Ida- und Pingala-Bahn

Dr. Stanley Friedman (Mt. Sinai School of Medicine, USA) sieht es als bestätigt an, dass Faktoren wie Stress, Sorgen, Ängste, Verkrampfungen, Depressionen und so weiter diesen neunzigminütigen Zyklus empfindlich stören können. Ist er ständig oder dauerhaft gestört, so führt das zu psychosomatischen Beschwerden.

Damit Ida und Pingala ihre Aufgaben erfüllen können, benötigen sie die Sekrete der Hypophyse (Hirnanhangdrüse) und der Nebennieren. Die Nebennieren liegen wie zwei kleine Kappen auf jeder Niere. Sie bestehen aus jeweils einer Mark- und einer Rindenschicht und produzieren recht unterschiedliche Hormonsekrete (weit über 40 sind bekannt). Die Markschicht wird auch Adrenalindrüse genannt und beeinflusst den Sympathikus (Pingala). Die Rindenschicht produziert unter anderem Cortisol und beeinflusst den Parasympathikus (Ida). Die rechte Nebenniere hat vorwiegend Einfluss auf Pingala, die linke auf Ida.

Die Hypophyse nimmt im endokrinen System eine übergeordnete Stellung ein und steht in intensiver Wechselbeziehung zu den Nebennieren.

Ganzheitliche Gesundheit ist ein inneres Gleichgewicht (eine hormonale Harmonie), das sich aus dem Zusammenspiel aller Hormone ergibt. Dieses innere Gleichgewicht kann wesentlich von unserer Atmung beeinflusst werden. Die Atmung durch beide Nasenlöcher hilft beim ständigen Ausgleich der Energien. Viele Yoga-Autoritäten sind sich darüber einig, dass die Atmung durch das rechte Nasenloch Einfluss auf Pingala hat, während die Atmung durch das linke Nasenloch Ida beeinflusst.

Die Bedeutung der Nieren in der Traditionellen Chinesischen Medizin

In der traditionellen chinesischen Heilkunde gibt es fünf Elemente oder Wandlungsphasen, die unter anderem mit den wichtigsten Organen des menschlichen Körpers assoziiert werden.

Metall	Lunge
Wasser	Nieren
Holz	Leber
Feuer	Herz
Erde	Milz

In *Die alten Manuskripte* heißt es: „Wasser erzeugt Regen, Nebel, Flüsse und Ozeane, es nährt die Pflanzenwelt und das Holz der Bäume."

Die Nieren haben als Wasserorgane einen besonderen Einfluss auf das Wachstum und die Regeneration. Sie nähren die Knochen (Holz), das Knochenmark, die Wirbelsäule (Stamm) sowie alle Körperflüssigkeiten und Sekrete.

Holz erzeugt Feuer und Feuer kann Holz verbrennen. Wasser löscht Feuer, Feuer besiegt Metall (Hitze verflüssigt Metall). Holz (Knochen, Wirbelsäule) – Leber – wird von Wasser – Nieren – genährt. Feuer – Herz – wird von Holz genährt. Holz – Leber – kann also auch das Herz nähren. Zu viel Feuer wird von den Nieren – Wasser – gelöscht, zu wenig von der Leber – Holz – genährt.

Daher werden die Nieren in China auch als „Mutter der Leber" und „Freunde des Herzens" bezeichnet und bei jeder Erkrankung mitbehandelt. Der Einflussbereich der Hüter unserer Gesundheit ist jedoch noch viel weitreichender.

Nach chinesischer Auffassung sind die Nieren nicht nur für den allgemeinen körperlichen und seelisch-geistigen Zustand des Organismus zuständig, sie gelten auch als Zentrale der ererbten und sexuellen Energie. Nach dem *Nei Jing* des Gelben Kaisers, einem Klassiker der chinesischen Medizin, ist „Sex" ein Teil des „Jing", jener Essenz des Lebens, die in den Nieren gespeichert ist. Diese Essenz wird als Geschenk der Ahnen hoch geschätzt. Sie soll auf geheimnisvolle Weise das individuelle Sein enthalten und als Geschenk an die nächste Generation weitergegeben werden. Das Jing ist allerdings endlich und kann sich durch Missbrauch, ausschweifende Leidenschaften und so weiter vorzeitig erschöpfen. Auch können sich seine Eigenschaften negativ verändern, was weitreichende Folgen für die nachfolgenden Generationen, für Kinder und Enkelkinder hat.

Im eigenen Körper kann diese kostbare Essenz der allgemeinen Regeneration dienen und für eine gewisse Jugendlichkeit bis ins hohe Alter sorgen. Man hat das Jing auch als das „gute Wasser" interpretiert, als die Sekrete der Nebennieren, die unter anderem die Funktion aller innersekretorischen Drüsen bis hin zur Hypophyse (Hirnanhangdrüse) und Zirbeldrüse beeinflussen können. Eine überlieferte Weisheit besagt: Die Nieren stellen das sogenannte „gute Wasser", die hoch geschätzte himmlische Essenz, nicht nur her, sie absorbieren es auch selbst, geben es an den Organismus ab und helfen außerdem, es zu verdunsten. Das bedeutet: Die Lungen regieren zwar die Atmung, aber das „gute Wasser" der Nieren hilft der Lunge die sogenannte „gute Luft", von der alle Zellen profitieren, im Organismus zu halten. Das heißt, dass die Nieren die Lunge unterstützen und in direkter Verbindung mit der Atmung stehen. Eine Nierenschwäche kann sich daher (besonders bei älteren Menschen) in Kurzatmigkeit bemerkbar machen. In Asien schenkt man bei Lungenproblemen den Nieren besondere Aufmerksamkeit und bezieht sie in die Behandlung mit ein.

Die traditionelle chinesische Medizin sieht Nieren und Nebennieren als Einheit, die dem Prinzip von Yin und Yang unterliegt. Im *Nei Jing* des gelben Kaisers heißt es: „Das Prinzip von Yin und Yang ist die Grundlage des Universums. Es veranlasst die Verwandlung zur Elternschaft, ist Wurzel und Quelle von Leben und Tod … Der Himmel formte sich durch eine Sammlung von Yang, die Erde durch eine Ballung von Yin."

Die Chinesen bringen das Gesetz der Dualität in den Begriffen *Yin* (weiblich, Mond, Wasser, Erde, Nacht, Kälte, innerlich, absteigend und so weiter) und *Yang* (männlich, Sonne, Tag, Licht, Trockenheit, Hitze, äußerlich, aufsteigend und so weiter) zum Ausdruck. Es handelt sich dabei um zwei gegensätzliche, aber einander ergänzende Seiten der Natur. Alle Erscheinungen dieser Welt werden von diesen Gegensätzen bestimmt. Ohne Licht gibt es keinen Schatten, ohne Tag keine Nacht, ohne Kälte keine Wärme und so weiter.

In gesetzmäßiger Weise findet ein Hin und Her von allerkleinsten Elementen auf allen Ebenen statt. Auch der Mensch unterliegt diesen Einflüssen. Er lebt im Spannungsfeld der Gegensätze und innerhalb seines Körpers wird ständig für Ausgleich und Gleichgewicht gesorgt. Am Beispiel der Nieren kann man dies sehr gut illustrieren. Die rechte Niere ist vorwiegend Yin und zuständig für das Element Wasser, auch für das so genannte „gute Wasser", zu dem hormonelle Sekrete sowie Verjüngungsessenzen gehören. Die linke Niere ist eher Yang und gehört zum Element Feuer, zum Energie- oder Wärmehaushalt des Organismus und zur aufsteigenden Lebenskraft. Damit werden die Zusammenhänge deutlich: Schwache Nieren, ein gestörter Hormonhaushalt, ein Mangel an Energie und wenig oder geschwächte Lebenskraft bedingen einander.

Vom *Qi*, einer abstrakten Energieform, ist in chinesischen Schriften die Rede. Dieser Begriff ist sehr vielschichtig und wird normalerweise mit Lebensenergie oder Lebenskraft übersetzt. Qi durchströmt den Kosmos ebenso wie es in unsichtbaren Energie-Leitbahnen (Meridianen, in Indien auch Nadis genannt) den menschlichen Körper durchfließt.

In jedem Organsystem ist das Qi zwei Stunden lang auf seinem Höhepunkt, in den Nieren von 19 bis 21 Uhr, in der Harnblase von 17 bis 19 Uhr. Der Kreislauf des Qi ist auch den Jahreszeiten und Mondphasen unterworfen. Im Winter erreicht das Qi seinen Höhepunkt in Nieren und Blase. Bei Neumond (in Asien „leerer" Mond) sinkt das Qi und befindet sich vorwiegend im Damm. Bei Vollmond steigt es und ist am stärksten im Scheitel.

Sowohl in Indien als auch in China werden die Nieren mit den Füßen in Verbindung gebracht. Der Nieren-Meridian beginnt in der Mitte der Fußsohle. Hier liegt N1, der Anfangspunkt des Meridians, der auch „sprudelnde Quelle" genannt wird. Von diesem Punkt aus läuft der Meridian auf beiden Seiten des Körpers die Wade entlang, über die Kniekehle, kommt in der Leistengegend an die Vorderseite des Körpers und endet schließlich unter dem Schlüsselbein.

Der Nieren-Meridian ist durch viele Nebenleitlinien eng mit dem Blasen-Meridian verbunden. Dieser längste Meridian von allen beginnt an den inneren Augenwinkeln, zieht sich paarig über das ganz Gesicht bis zu den Ohren (Nieren und Blase sind zu den Ohren offen),

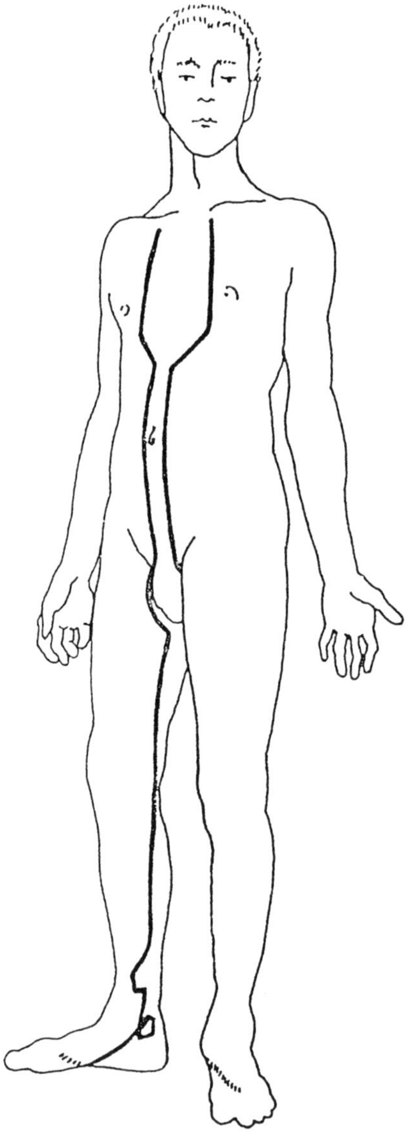

Der Nieren-Meridian

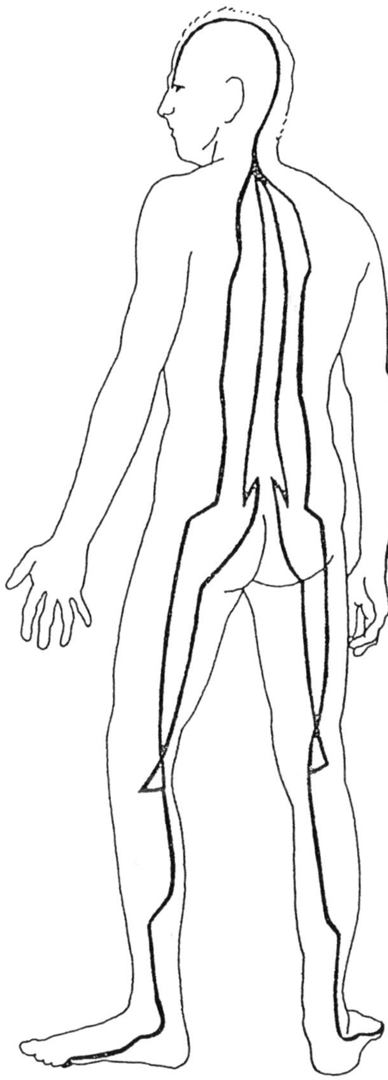

Der Blasen-Meridian

geht über den Rücken (wo er sich verzweigt), die Beine entlang und mündet in die beiden kleinen Zehen. Die wichtigsten Aufgaben dieses Meridians bestehen darin, die Flüssigkeit im Körper zu verteilen und den Organismus von „schlechtem" Wasser zu befreien.

Insgesamt gibt es 35 Meridiane, davon zwölf Hauptmeridiane. Sie sind durch Nebenlinien miteinander verbunden und alle Meridiane zusammen durchziehen den Körper wie ein Netzwerk. Alle Linien treffen sich an einem zentralen Pol. Aus diesem Pol, der am Damm liegt, steigen drei wichtigste Energieleitbahnen empor. Daher wird dieser Punkt als bedeutende Schaltzentrale des Organismus angesehen (siehe auch Seite 14/15, Ayurveda). Die drei Meridiane, die von hier aufsteigen, sind unpaarig, während alle anderen paarig verlaufen: Im Inneren des Körpers, vom Damm bis zum Scheitel, verläuft der so genannte „Vertrauensmeridian", der mit keinem Organ direkt verbunden ist. Das so genannte Konzeptions- oder Zentralgefäß läuft auf der Vorderseite des Körpers vom Damm senkrecht bis zur Zungenwurzel. Der dritte Meridian, das so genannte Gouverneursgefäß, läuft vom Damm aus auf der Rückseite des Körpers über die Wirbelsäule und den Kopf bis zur Oberlippe. An allen drei Meridianen befinden sich Knotenpunkte oder Energiefelder mit Speicherreserven, die den gesamten Qi-Fluss regulieren. Die Sekrete der Nieren (Nebennieren und Nieren werden in China nicht getrennt betrachtet) beeinflussen alle drei Meridiane und sind von überragender Bedeutung für das Energiesystem des Organismus.

Wie wir bereits erfahren haben, werden die Nieren als „Freunde des Herzens" und „Mutter der Leber" bezeichnet. Sie herrschen nicht nur über das Wasser, den Flüssigkeitshaushalt des Organismus und dessen Qualität, sondern beeinflussen indirekt auch sämtliche Bereiche, in denen das Element Feuer am Werk ist, denn Wasser kann Feuer regulieren und auch löschen. Letztendlich haben die Nieren mit jeder Störung zu tun, die im Organismus auftritt. Deshalb werden sie sowohl in Indien als auch in China bei allen Beschwerden mitbehandelt.

Nierenschwächen können sich je nach individueller Konstitution, Veranlagung, Alter und so weiter recht unterschiedlich und unberechenbar auswirken, und zwar besonders in den ihnen zugeordneten Bereichen. Sowohl für leichte als auch für gravierende Störungen wie Unwohlsein, Hautprobleme, Schwindel und Gleichgewichtsstörungen, Tinnitus, Osteoporose, Menier-Syndrom, Parkinson-Syndrom, Rheuma, aber auch für fast alle Herzbeschwerden macht man in Asien geschwächte Nieren mit verantwortlich.

Geschwächt werden die Nieren unter anderem durch falsche Ernährung. Eine Nierenschwäche kann sich im seelisch-geistigen Bereich in Form von Unlust, Müdigkeit, Konzentrationsmangel, aggressivem Verhalten, Nervosität und dergleichen äußern. Umgekehrt können seelisch-geistige Störungen wie Dauerstress, Unzufriedenheit, seelische Erschütterungen, Depressionen und so weiter „an die Nieren gehen“, das heißt, an die Nieren abgegeben werden und ihre Funktion beeinträchtigen.

Die Philosophie des Yoga gibt interessante Aufschlüsse über die Wechselbeziehungen zwischen Mensch und Kosmos. Die ursprüngliche Bedeutung und das Ziel des Hatha-Yoga ist die Vereinigung der Energien von Sonne (*Ha*) und Mond (*Tha*). Man hatte erkannt, dass diese beiden Energien zwar unterschiedlich sind, aber in enger Verbundenheit miteinander walten und dass sie nicht nur das gesamte Universum beherrschen, sondern auch sein mikrokosmisches Abbild, den Menschen.

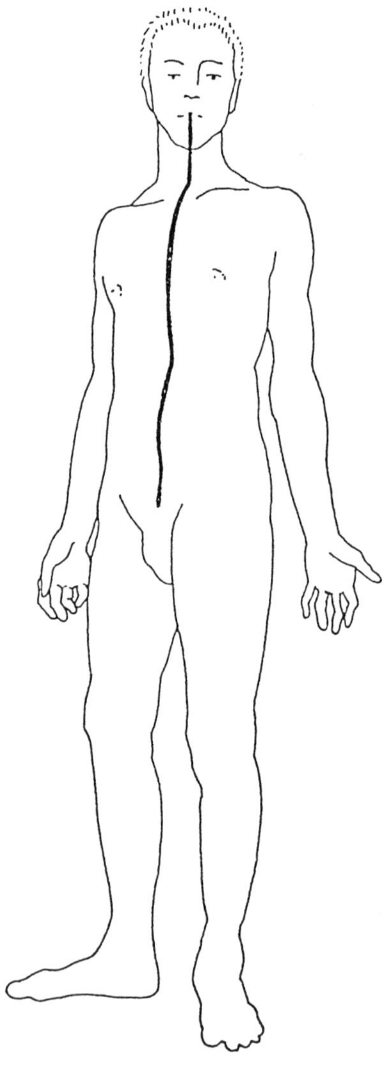

Das Konzeptionsgefäß

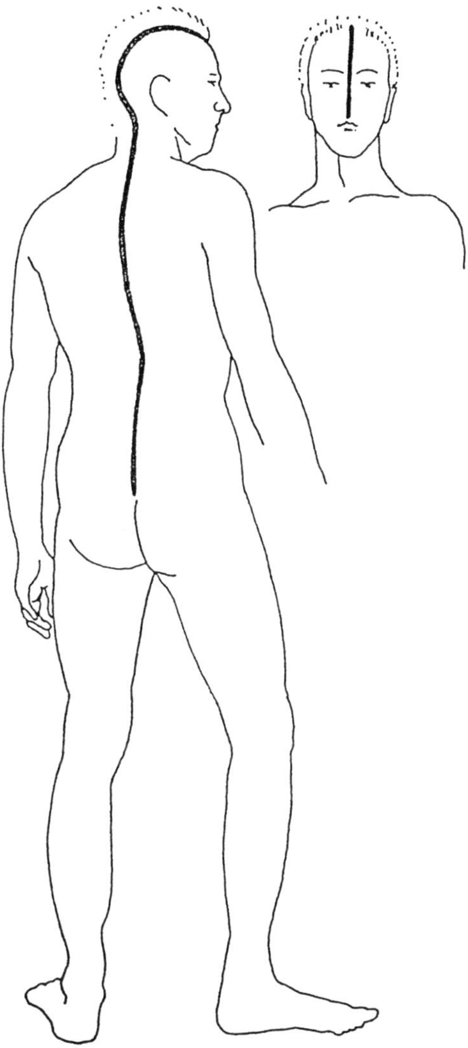

Das Gouverneursgefäß

In einer alten asiatischen Schrift heißt es: „Einst bildeten Sonne und Mond eine in Liebe miteinander verbundene Einheit; dennoch schieden sie voneinander und leuchteten getrennt. Die Mondgöttin wollte sich selbst verwirklichen und verband sich mit einer anderen Urkraft im Universum, die zwar eng mit der dynamischen Sonnenenergie verbunden war, aber völlig eigenständig wirkte und waltete. Seitdem zieht sie allein ihre Bahnen. Ständig liebäugelnd mit dem Licht der Sonne wechselt sie ihre Lichtgestalt. Sie verwirklicht in den etwa 28 Tagen ihrer Umlaufzeit um die Erde (den vier Mondphasen) ihre Energien in recht ähnlicher Weise wie die Sonne in den zwölf Monaten (den vier Jahreszeiten). Bei Vollmond erreicht sie den Höhepunkt ihrer Schönheit und Kraft, verausgabt diese wieder großzügig (abnehmend) und wartet sehnsüchtig auf das ihr versprochene Rendezvous mit der Sonne zur Neuorientierung (Neumond). Zur Zeit des Neumondes wandern beide gemeinsam in alter Liebe, gehen dann aber wieder eigene Wege bis zum nächsten Rendezvous. Unsere Mondgöttin regeneriert sich, um sich wieder mit neuer Kraft aufbauend zu verjüngen (zunehmend)."

Hippokrates sagt: „Alle Dinge sind entstanden aus zwei verschiedenen, aber sich ergänzenden Elementen – Feuer und Wasser. Die Macht des Feuers, des Sonnenlichts, ist die Ursache der Bewegung, die das Wasser nährt."

Die Bedeutung der Nieren in der indianischen Heilkunde

Die ersten Berichte über die erstaunlichen Heilerfolge der indianischen Medizinmänner Nordamerikas stammen von weißen Pionieren, Cowboys und Siedlern. In den Goldgräberstädten war allgemein bekannt, dass die Indianer sogar Krankheiten heilen konnten, die sie selbst gar nicht kannten. Die Herstellung und Verabreichung ihrer Medikamente wurden von Gebeten und Danksagungen an Mutter Erde und den alles beherrschenden „Großen Geist" begleitet. Außerdem wurden die göttlichen Wesenheiten der Pflanzen gebeten, ihre heilenden Kräfte im Menschen auszubreiten und wirksam werden zu lassen. Die Rituale und Zaubersprüche wurden aber nicht nur für Heilzwecke eingesetzt, sondern sollten auch der Gesunderhaltung und der Stärkung der Stammesgemeinschaft sowie der Vertiefung ihrer Spiritualität dienen. Über ein heilerisches Grundwissen verfügte praktisch jeder Angehörige eines Stammes.

Dabei wurde den Körpersäften, ganz ähnlich wie in der asiatischen Heilkunde und in der Medizin der alten Griechen, größte Aufmerksamkeit geschenkt. Die Indianer drückten es so aus: „Unsere Mutter Erde wird von Flüssen und Bächen genährt, die auf und in ihr fließen. Im pflanzlichen, tierischen und menschlichen Organismus ist das Fließen und die Reinheit der Säfte so wichtig wie das Atmen." Zu diesen Säften gehört unter anderem das Blut, das ständig Nährstoffe und Abfallprodukte durch den Körper transportieren muss. Die Reinheit des Blutes hängt weitgehend von der Funktionsfähigkeit der Nieren ab. Die indianischen Medizinmänner diagnostizierten den Zustand des Blutes über den Harn, eine weitere sehr wichtige Körperflüssigkeit. Anhand seiner Farbe, seines Geruchs und so weiter stellten sie Diagnosen und beobachteten Heilungsprozesse.

Auch die Indianer hielten die Gesunderhaltung der Wasserorgane für absolut unerlässlich, um ein hohes Alter bei geistiger und körperlicher Frische zu erreichen. Eine allgemeine und vorbeugende Maßnahme zur Gesunderhaltung der Nieren war das tägliche Trinken von lebendigem Sonnenwasser. Das ist Wasser, das im Licht der Sonne über Stock und Stein sprudelt. Dieses Wasser ist von Mutter Erde gefiltert und aufgeladen mit der Energie von Luft und Sonne. Es kann mit heilenden Pflanzen heiß oder kalt zubereitet werden. Lebendiges Heilwasser ist aber auch in allen sonnengereiften Früchten enthalten und kann über sie dem Körper zugeführt werden.

Mittlerweile sind viele indianische Heilpflanzen von der westlichen Wissenschaft anerkannt. Wenn diese Pflanzen auch in Asien und Europa heimisch sind, wurden ihnen oft ganz ähnliche Heilwirkungen zugeschrieben, und das nicht erst von der modernen Pharmakologie.

Auch die heilenden Eigenschaften des lebendigen Sonnenwassers lassen sich inzwischen wissenschaftlich nachweisen. Bei den Flüssigkeiten in jedem Organismus (Blut, Lymphe, Gewebswasser in den Zellen) handelt es sich um sehr komplizierte Salzlösungen (biochemische Salze nach Schüssler). In einem Tiefbrunnen oder einer Quelle können sich etwa fünfzig verschiedene Spurenelemente (bzw. Salzanteile) in feinster Konzentration befinden. Die gleichen Salze finden sich, reich chemisch gesehen, auch in künstlich hergestelltem Mineralwasser. Fließendes Wasser und ganz besonders Wasser, das über Stock und Stein sprudelt, reinigt sich selbst durch das

Licht der Sonne und den Sauerstoffgehalt der Luft. Gleichzeitig werden die Spurenelemente in elektrisch geladene Salzteilchen gespalten. Weil an der elektrischen Aufspaltung der Salze im Wasser nicht nur die Bewegung des Wassers, sondern auch das Licht der Sonne, ihre Energie, beteiligt ist, kann dieses Wasser Heilvorgänge auslösen, und zwar sowohl auf der körperlichen als auch auf der seelisch-geistigen Ebene.

Dieses lebendige Sonnenwasser wird in Asien als energetisiertes Wasser bezeichnet. Es kann die Konzentration einzelner Salzanteile im Organismus verändern und damit eine Umstimmung beziehungsweise eine Neuordnung bewirken, die wohltuend auf Seele und Geist ausstrahlt.

Der Einfluss von Sonne und Mond auf die Regeneration der Nieren

Wir leben in einem Universum, das von gegensätzlichen Kräften bestimmt ist. Das ist im Menschen nicht anders. Ständig streben zwei Hauptkräfte in entgegengesetzte Richtungen: Anspannung oder Entspannung, Hitze oder Kälte, Bewegung oder Ruhe, Licht oder Dunkelheit. Wenn wir zu lange in eine Richtung gehen und eine Kraft zu stark betonen, werden wir einseitig und sind nicht mehr im Einklang mit der Natur. Gerade in der Vielseitigkeit und in dem ständigen Bemühen, beiden Kräften gerecht zu werden, liegt die Harmonie und das, was uns im Leben glücklich macht.

Die Jahreszeiten und das Klima auf der Erde werden von der Sonne bestimmt. Heute weiß man, dass das äußere Klima Einfluss auf unseren Gesundheitszustand hat. Außerdem scheint unser Körper sein ganz individuelles inneres Klima zu haben. Dieses innere Klima wird weitgehend vom Element Feuer, von unserer inneren Sonne bestimmt. Diese innere Sonne ist als energetisches, biologisches Feuer zu verstehen und wird im Ayurveda als *Agni* bezeichnet (siehe Seite 13).

In der Natur lässt Sonne ohne Wasser im Übermaß die Pflanzen vertrocknen. Ist das innere Klima von einem Zuviel an Feuer gekennzeichnet, so äußert sich das in trockener Haut, trockenen Lippen, trockenen Augen und so weiter.

Zu viel Wasser (Regen) ohne Sonne lässt in der Natur schwammige Sümpfe entstehen, in denen die Pflanzen absterben. Das gleiche Klima kann sich im menschlichen Körper unter anderem auf die Glieder und Knochen ganz ähnlich auswirken.

In Asien heißt es, dass das Element Wasser auf der Erde vom Mond beherrscht wird und im menschlichen Organismus von den Nieren. Der Mond zeigt uns deutlich, wie die Natur in zwei Richtungen arbeitet, einmal zunehmend aufbauend und dann wieder abnehmend ausscheidend. Wenn wir die Mondrhythmen beachten, die sich innerhalb eines Monats ähnlich auswirken wie die Jahreszeiten, die von der Sonne bestimmt werden, innerhalb eines Jahres, dann leben wir im Einklang mit der Natur.

In Übereinstimmung mit den Jahreszeiten und Mondphasen können wir unserem Körper helfen, sich von allem zu befreien, was ausgeschieden werden muss, damit er dann wieder aufbauen und regenerieren kann. Nieren und Nebennieren sind ständig aktiv, um beiden Richtungen in gleicher Weise gerecht zu werden.

Unsere Vorfahren nahmen den Kraftwechsel des Mondes noch sehr viel deutlicher wahr. Für sie waren Neumond und Vollmond wichtige Orientierungspunkte. Zur Zeit des Neumonds war Reinigung, Entgiftung und sogar Fasten angesagt, denn dadurch konnten gesundheitliche Störungen und Krankheiten sehr wirkungsvoll vermieden werden. Jeder neue, zunehmende Mond, begünstigt Erneuerung und Verjüngung, und zwar in jedem Alter. Allerdings vollzieht sich die Regeneration mit zunehmendem Alter immer langsamer und wir kommen nicht umhin, hier ein wenig nachzuhelfen. Nachhelfen können wir zum Beispiel mit einer Nierentee-Kur. Damit sollte man im Rhythmus der Natur nach dem Vollmond beginnen, wenn abnehmende, ausscheidende Tendenzen vorherrschen. Dann werden Aufbau und Regeneration von der zunehmenden Phase begünstigt.

KAPITEL ZWEI
WIE DIE NIEREN UNSERE SINNE BEEINFLUSSEN

In Asien werden die fünf Sinne des Menschen als Manifestationen der kosmischen Energie betrachtet, die in den fünf Elementen zum Ausdruck kommen. Jeder der fünf Sinne ist mit einem bestimmten Organ verbunden und gehört direkt oder indirekt in den Einflussbereich eines unserer Wasserorgane. Außerdem sind sie von bestimmten Bereichen im Körper und deren Wohlbefinden abhängig.

Sinn	Organ	Element	Einflussbereich
Schmecken	Zunge	Wasser	Nieren Nebennieren innersekretorische Drüsen Hormonhaushalt
Riechen	Nase	Erde	Enddarm Ausscheidung Füße
Sehen	Augen	Feuer	Leber Stoffwechsel Herz und Füße
Hören	Ohren	Äther	Zunge Mund Stimmbänder Sprechen Füße
Tasten	Haut	Luft	Hände Geben und Nehmen, siehe auch Nieren, Nebennieren, Haut und Seele

Zum besseren Verständnis: Nur eine feuchte Zunge kann schmecken. Geschmack- und Geruchssinn sind eng miteinander verbunden und haben direkten Kontakt zum Gehirn. Die Nase, das Tor zum Gehirn, wird dem Element Erde, den Nebennieren und dem Wurzel-Chakra zugeordnet. Der Komplex Feuer-Sehvermögen-Stoffwechsel wird von der Leber genährt und von den Nieren reguliert. Die Nieren sind die Mutter der Leber und die Freunde des Herzens. Indirekt beeinflussen sie das Sehen und die Augen. Dem Element Äther werden Klang, Hören, Sprechen, Stimmbänder, Mund und Zunge zugeordnet. Diese Bereiche unterliegen den Nieren, den Nebennieren und den Ohren.

Diese Zusammenhänge machen deutlich, welchen Einfluss die Nieren auf die fünf Sinnesorgane haben. Daher wird ein erfahrener asiatischer Arzt, der im Sinne der uralten Tradition seiner Vorväter praktiziert, bei Problemen mit den Sinnesorganen die Nieren sowie Blase und Harnwege mitbehandeln, ohne dass sich in diesen Bereichen ein Unwohlsein bemerkbar gemacht hat.

In der traditionellen chinesischen Medizin werden auch die fünf Hauptorgane des Körpers mit den fünf Elementen, die hier auch Wandlungsphasen heißen, in Verbindung gebracht.

Wasser	Nieren
Feuer	Herz
Metall	Lunge
Holz	Leber
Erde	Milz

Die sensiblen Bereiche unserer Sinnesorgane werden diesen Hauptorganen zugeordnet und unterliegen ihrer beschränkenden oder verstärkenden Wechselwirkung.

So haben Nieren und Blase Zugang zu den sensiblen Bereichen der Sinnesorgane Ohren und ihrem Sinn, dem Hören.

Unwohlsein, Störungen und Schwächen im Nieren- und Blasenbereich können sich in vielfältiger Weise auf die Ohren auswirken. Man sagt, dass die Nieren zu den Ohren „offen“ sind und dass sie dem Einflussbereich der Blase zugeordnet werden.

Als Wasserorgane sind die Nieren über den Puls mit dem Herzen verbunden und regulieren (löschen) sein Element Feuer. Das Herz ist zur Zunge „offen“, die ihrerseits dem Dünndarm zugeordnet wird. Das Feuer des Herzens beherrscht (verflüssigt) das Metall der Lunge, die zur Nase „offen“ und mit dem Dickdarm verbunden ist. Niere und Blase helfen der Lunge die „gute Luft“ zu halten. Das Metall der Lunge beherrscht (fällt) das Holz der Leber. Diese ist zu den Augen „offen“ und wird der Gallenblase zugeordnet. Genährt wird das Holz der Leber vom Wasser der Nieren, während es die Erde der Milz beherrscht. Diese ist zum Mund „offen“ und dem Magen zugeordnet (Mund und Magen, Einspeichelung und Verdauung, Ernährung). Die Erde der Milz beherrscht die Nieren, weil sie Wasser aufsaugt. Die Erde der Milz wird vom Holz der Leber beherrscht. (Wurzeln durchdringen die Erde und nehmen sie auf. Das kann allerdings nicht ohne Wasser geschehen.)

Körperorgan	**offen zum Sinnesorgan**	**zugeordneter Bereich**	**Element**
Nieren	Ohren	Blase	Wasser
Herz	Zunge	Dünndarm	Feuer
Leber	Augen	Gallenblase	Holz
Lunge	Nase	Dickdarm	Metall
Milz	Mund	Magen	Erde

Nieren, Haut und Seele

Die Haut ist unser größtes Organ und ein guter Indikator für unser allgemeines Wohlbefinden. Außerdem ist sie ein sehr feiner Spiegel unserer ererbten und ganz individuellen Konstitution. (Dasselbe gilt nach Auffassung der TCM auch für die Nieren beziehungsweise für das in den Nieren gespeicherte Jing.) Zwei Menschen mögen sich noch so ähnlich sein, ihr Fingerabdruck zeigt eindeutig, dass es nie zwei genau gleiche Wesen geben kann. Daher sind Fingerabdrücke auch in der Kriminalistik als unverwechselbare Kennzeichen anerkannt.

Nieren und Haut stehen in sehr enger Verbindung miteinander. Die Haut ist der größte Wasserspeicher des Körpers. In sehr ähnlicher Weise wie die Nieren scheidet sie mit Hilfe der Schweißdrüsen Wasser und so manche Stoffwechselschlacken wie Harnstoffe und vor allem Salze aus. Die Haut ist also ein sehr wichtiger Helfer der Nieren. Ähnlich wie die Lunge nimmt die Haut Sauerstoff auf, weswegen sie früher als Ersatzlunge bezeichnet wurde. Sie sorgt außerdem für die Erhaltung der „guten Luft“ im Organismus und ist auch in diesem Punkt mit den Nieren vergleichbar.

Unser Wohlbefinden hängt in sehr viel stärkerem Maße von einer guten Funktion der Haut und der Nieren ab, als allgemein angenommen wird. Nieren, Nebennieren und Haut erfüllen viele wichtige Aufgaben gemeinsam. Dazu gehört unter anderem die Regelung der Körpertemperatur. Die Haut bewältigt diese Aufgabe mit Hilfe der Schweißdrüsen und den in ihr liegenden feinen Blutgefäßen. Die Nervenendigungen in der Haut stehen nicht nur mit den inneren Organen in Verbindung, sondern auch mit dem vegetativen Nervensystem, dem Mittler zwischen Körper und Seele, sowie mit unseren Gedanken, Gefühlen und Stimmungen.

Die Haut wird von Drüsen des endokrinen Systems beeinflusst, und zwar besonders von den Hormonsekreten der Nebennieren und Keimdrüsen, die unter anderem die Speicherung von Fett in der Haut und die Verteilung von Haarwuchs steuern. Oft wird vergessen, dass gesundheitliche Störungen durch Einwirkung auf die Haut sehr günstig beeinflusst werden können. Nährstoffe wie beispielsweise Öle mit Vitalstoffen (auch Medikamente) werden von der Haut in ähnlicher Weise aufgenommen wie aus dem Darm.

Die Haut ist unser Schutzmantel. Sie zählt zu den Sinnesorganen und wird im Ayurveda dem Element Luft zugeordnet. Der Tastsinn, die Sensibilität der Haut, warnt uns vor Gefahren und lässt uns sowohl Schmerzen als auch Freude empfinden. Luft- und Sonnenbäder (in Maßen) tun den Nieren, der Haut und der Seele gleichermaßen gut. Nicht zu vergessen ist, dass in der Haut durch den Einfluss des Lichts das so wichtige Vitamin D gebildet wird.

Unsere Haut kann immer nur so gut sein, wie das darunter liegende Gewebe. Haut und Gewebe hängen weitgehend vom Vitalstoffreichtum des Blutes und damit von unserer Ernährung ab. Als Sinnesorgan spricht die Haut aber auch auf äußere Reize wie Massagen und sanftes Streicheln an, also auf eine spürbare Kontaktaufnahme mit sich selbst. Darauf reagieren die Nebennieren mit der Ausschüttung von Endorphinen (Glückshormonen), was wiederum positive Auswirkungen auf unser ganzes Wesen hat. So werden Depressionen vertrieben, das Immunsystem wird gestärkt und unser ganzheitliches Wohlbefinden wird gefördert.

Nieren, Zunge und Geschmackssinn

Unser Geschmackssinn ist vom Element Wasser abhängig, das im menschlichen Organismus von den Nieren regiert wird. Eine trockene Zunge kann nichts schmecken. Der Geschmack hängt jedoch nicht allein von der Substanz ab, zum Beispiel einem bestimmten Nahrungsmittel oder Gewürz, sondern auch von der Wahrnehmung dessen, der etwas schmeckt. Wenn das biologische Feuer (*Agni*) gestört ist, ist der Mensch nicht mehr in das Lage, den Geschmack eines Nahrungsmittels richtig wahrzunehmen.

Die Bedeutung der Zunge als Sinnesorgan wird oft unterschätzt. In den unterschiedlichen Geschmacksrichtungen manifestieren sich die fünf Elemente, die vom Element Wasser dominiert werden. Der Geschmackssinn steht in direkter Verbindung mit der Lebensenergie (auch *Chi* oder *Prana* genant) im Mund und im Gehirn und wirkt sich augenblicklich auf das Nervensystem aus. Geschmacksempfindungen wirken energetisierend. Sie können Körperflüssigkeiten in Bewegung bringen, Gefühle von Beschwingtheit und Lebendigkeit sowie die Ausschüttung von „Glückshormonen“ auslösen.

In Asien sagt man von der Zunge, sie sei unser eigenwilligstes Organ, das am schwersten zu halten und zu beherrschen ist. Sie kann uns in jeder Beziehung viele Probleme bereiten. Sie ist das Instrument, mit dem wir kommunizieren und unsere Gefühle und Gedanken zum Ausdruck bringen. Sie ist für viele Missverständnisse verantwortlich, die zwischen Menschen aufkommen. Sie kann von uns fordern, etwas Bestimmtes zu essen oder zu trinken, sie kann verletzend sprechen oder singend sich selbst und andere betören. Über ihre Beziehung zu den Nieren und Nebennieren kann sie wesentlich zur Ausschüttung von „Glückshormonen", aber auch zur Entstehung von Depressionen beitragen. Das Herz und der Kopf (Verstand) sind nach Auffassung der traditionellen chinesischen Medizin zur Zunge offen.

Wir modernen Menschen kommen weitgehend ohne unseren Geschmacks- und Geruchssinn zurecht. Diese beiden Sinne werden, meist unbemerkt, von der chemischen Industrie „bedient" und sind bei vielen Menschen schon fast verkümmert. Ein Tier, das in der freien Natur nicht schmecken und riechen kann, findet keine Nahrung und verliert seine Orientierung. Es ist also nicht überlebensfähig.

Die beiden oft unterschätzten Sinne Geschmack und Geruch sind aber auch für uns Menschen sehr wichtig, denn sie lassen unser instinktives und intuitives Wesen aus den unbewussten Tiefen unseres Selbst nach oben dringen und machen uns deutlich, was wir wirklich brauchen und wollen, was gut für uns ist und was nicht.

Durch regelmäßiges Reinigen der Zunge soll verhindert werden, dass toxische Substanzen, die sich dort angesammelt haben, wieder in den Organismus zurückgelangen oder die Mundflora und die umliegenden Bereiche stören können. Die Zunge wird durch leichtes Ausstreichen mit einem flexiblen Zungenreiniger (in asiatischen Geschäften erhältlich) entkrampft, was sich positiv auf die inneren Organe auswirkt, die mit dem jeweiligen Zungenareal in Verbindung stehen. Außerdem soll diese Art der Pflege zu einer allmählichen Beherrschung unseres eigenwilligen Organs führen.

Nieren, Nase und Geruchssinn

Die Nase wird in Asien als ein Tor zum Gehirn und zum Bewusstsein bezeichnet. Sie ist auf geheimnisvolle Weise mit dem vegetativen Nervensystem (*Ida* und *Pingala*) und insbesondere mit den Nebennieren, dem Enddarm, der Milz und dem Wurzel-Chakra oder Basis-Energiezentrum verbunden. Die Ursachen für viele überempfindliche Reaktionen im Nasenbereich, die sich auch auf die Nebenhöhlen, Augen und Ohren auswirken, sucht man in Asien in Störungen, Blockaden, Verkrampfungen der mit der Nase verbundenen Bereiche. Allergien in den unterschiedlichsten Erscheinungsformen (Heuschnupfen, Pollen, Hausstaub etc.), die meisten Erkältungen, ein allgemein schwaches Immunsystem, aber auch Beeinträchtigungen des Geruchssinns können nach dieser Auffassung durch eine Ansammlung von Toxinen (*Ama*) im Dickdarm und Enddarm oder durch eine Schwäche der Nieren und Nebennieren entstanden sein.

Regelmäßige Nasenpflege fördert gleichzeitig die Gesunderhaltung der Ohren, der Augen, der Zunge, des Hals- und Mundbereichs, der Atemwege und der Bronchien. Eine funktionstüchtige Nase lässt uns besser sehen, hören, schmecken und natürlich besser riechen und atmen. Intensive Pflege macht die Nase widerstandsfähig gegen negative Einflüsse aus dem Innern des Organismus, aber auch gegen Belastungen aus der Umwelt. Die Befreiung der Nase von Behinderungen sowie die Stärkung der Nasenschleimhaut kann weitreichende körperliche und seelische Wirkungen haben. Fest sitzender Schleim behindert nicht nur die Atmung und hat zur Folge, dass wir mit Energie unterversorgt sind, er bildet auch einen Nährboden für Viren und Bakterien, die Störungen in anderen Bereichen verursachen können. Alle Störungen, die von unserer Nase ausgehen, sind tiefgreifend. Das ungehinderte Fließen des Atems durch beide Nasenlöcher sorgt für Ausgeglichenheit, klärt Geist und Verstand, fördert die Konzentration und kann Bewusstseinsveränderungen auf allen Ebenen bis in die kleinste Zelle auslösen.

Die tägliche Nasenspülung ist eine effektive Methode der Nasenpflege. Dazu brauchen Sie nichts weiter als ein Glas mit lauwarmem Wasser und Meersalz (ein viertel Liter Wasser und etwa einen halben Teelöffel Salz). Ziehen Sie das Wasser durch die Nase hoch und lassen Sie es durch den Mund wieder hinaus fließen. Mit etwas Übung gelingt das bald problemlos. Danach halten Sie ein Nasenloch zu und blasen das Wasser durch das andere Nasenloch wieder aus. Diese einfache Maßnahme bringt am meisten, wenn sie täglich gemacht wird, wie das Zähneputzen.

Bei Störungen ist ein lauwarmer Kamillen-, Salbei- oder Labkrauttee mit Zusatz von Salz zur Spülung angebracht. Das Salz ist notwendig, damit kein Druck im Kopf entstehen kann. Um fest sitzenden Schleim zu beseitigen, kann es angebracht sein, die Nase von außen leicht zu massieren, das Kinn hin und her zu bewegen und die Ohren leicht auszuschütteln.

Eine Massage der inneren Nasenschleimhaut kann nicht nur die Atmung verbessern, sondern auch das Atemmuster verändern. Dadurch werden seelische Blockaden gelöst und Gefühle freigesetzt. Außerdem wird die Seh- und Hörkraft wesentlich verbessert. Das Gewebe in der Nase ist sehr sensibel. Die Massage wird deshalb vorsichtig ausgeführt. Der kleine Finger wird, nachdem er in Sesamöl (oder *Ghee*) getaucht wurde, in die Nase eingeführt (niemals mit Gewalt) und dann zunächst im Uhrzeigersinn und anschließend in entgegengesetzter Richtung leicht massierend bewegt. Diese Massage spricht ausgleichend das vegetative Nervensystem, besonders die Nebennieren, sowie den Enddarmbereich (entkrampfend, loslassend) und alle unsere Sinne an.

Ohren und Nase stehen in Verbindung mit dem Mund, der in Asien als das „große Tor zur Welt" bezeichnet wird. In der Mundhöhle, die mit dem Element Erde und der Milz verbunden ist, können sich Störungen aus dem Inneren des Körpers ebenso auswirken wie Störungen von außen, denn alles, was der Körper aufnimmt, und alles, was die Seele berührt, wird durch dieses Tor hereingelassen und zunächst einmal geschluckt. Daher hat man diesem Bereich schon immer besondere Beachtung geschenkt.

Eine bewährte Methode zur Reinigung der Mundhöhle ist die Ölspülung oder Ölziehkur, die neuerdings auch bei uns wieder recht bekannt geworden ist. Von dieser einfachen Reinigungsmethode profitiert der gesamte Organismus mit allen Sinnesorganen.

Ganz allgemein geht man im Ayurveda davon aus, dass bestimmte Substanzen (*Ama*, Gifte), die sich im Organismus abgelagert haben, nur durch Fett, Öl oder Butterschmalz (*Ghee*) gelöst und entfernt werden können. In der Mundhöhle können diese Substanzen auf einfache Weise durch das Hin- und Herbewegen von Öl entsorgt werden. Davon profitiert der gesamte Säftehaushalt des Organismus. Der Speichel kann nur in einer sauberen Mundhöhle das (antiseptische) „Wasser des Himmels" sein. Die Nieren und Nebennieren werden durch die Ölspülung der Mundhöhle spürbar entlastet. Ein sichtbarer Beweis für die Wirksamkeit der Ölspülung auf die Nieren ist nach einer gewissen Zeit deutlich zu sehen: Dunkle Schatten und Tränensäcke unter den Augen verschwinden mehr und mehr, die Haut bekommt einen gesunden Farbton und der ganze Körper gewinnt seine ursprüngliche Kraft und Frische zurück.

Für die Ölspülung eignet sich Sesam- oder Sonnenblumenöl. Man nimmt etwa einen Esslöffel Öl in den Mund und zieht es mehrmals, auch durch die Zähne, hin und her. Diese Ölspülung wird nicht länger als zehn Minuten durchgeführt. Das Öl, das mittlerweile schädliche Substanzen gelöst und aufgenommen hat und durch den Speichel so stark verdünnt wurde, dass es über die Schleimhäute aufgenommen werden könnte, wird nun wieder ausgespuckt, um genau das zu verhindern.

Nach der Ölspülung ist die Reinigung der Zunge mit einem Zungenschaber und eine Spülung von Nase und Mund mit Salzwasser oder Kräutertee besonders vorteilhaft. Die Zähne putzt man vor der Ölspülung. Nach der Spülung kann eine leichte Massage des Zahnfleisches mit den Fingerspitzen das Zahnfleisch wieder festigen. Die beste Zeit für die Ölspülung ist morgens vor dem Frühstück. Wenn es darum geht, Heilungsprozesse zu fördern, kann sie aber auch zwei- oder dreimal pro Tag vor dem Essen durchgeführt werden. Über die Wirkungen der Ölspülung liegen inzwischen mehrere Forschungs- und Erfahrungsberichte vor.

Nieren, Augen und Sehfähigkeit

Die Augen sind die „Fenster der Seele" – und in Asien sind sie noch mehr als das. Augendiagnosen, die Auskunft über Körper und Seele geben, werden dort schon seit Menschengedenken praktiziert.

Die Augen werden zwar mit dem biologischen Feuer, mit dem Stoffwechsel und der Leber, in Verbindung gebracht, aber beeinflusst und reguliert werden sie von den Nieren, die als Freunde und Mutter der Leber angesehen werden. Mit Hilfe einer Augendiagnose kann man Schwachstellen der Organe ebenso sicher identifizieren wie chronischen Vitalstoffmangel. Ein heller bis weißlicher Ring um die Iris kann eine Nierenschwäche, gestörten Mineralstoffhaushalt, Kalziummangel, ein Zuviel an Natrium, Salz oder auch Zucker anzeigen. Störungen in den Nebennieren, die sich auch auf die Schilddrüse auswirken können, lassen die Augen stärker hervortreten. Dunkle Schatten, Ringe und Tränensäckchen weisen auf Schwächen im Nierenbereich hin.

Vitalstoffreiche Nahrungsmittel und alle Tees, die den Nieren gut tun, wirken sich auch positiv auf die Augen und alle anderen Sinnesorgane aus. Die meisten Augenprobleme werden in Asien mit Durchblutungsstörungen in Verbindung gebracht. Wenn das Auge schwach durchblutet und innerlich verkrampft ist, wird es nicht ausreichend mit Vitalstoffen versorgt und in nur ungenügendem Maße von Ablagerungen und Verbrauchtem befreit. Es wird also erheblich in seiner Funktion behindert. (Siehe auch Kapitel 9, Seite 129.)

Nieren, Ohren und Gehör

Die Erfahrungsheilkunde unterschiedlicher Völker mag sich in manchen Punkten unterscheiden, aber den Bereich Nieren und Blase brachte man überall und von jeher in Verbindung mit den Ohren und dem Hören.

Durchblutungsstörungen wirken sich auf die Ohren ganz ähnlich aus wie auf die Augen. Sie haben zur Folge, dass die Ohren nicht ausreichend mit den notwendigen Vitalstoffen versorgt werden und dass sich Ablagerungen und Schlacken leichter ansammeln können. Dadurch werden die Ohren geschwächt und sind dann nicht mehr optimal in der Lage, den Belastungen aus dem Innern des Organismus und aus der Umwelt standzuhalten.

Jeder Heilkräutertee für Nieren und Blase tut auch den Ohren gut. Das gilt auch für Nasenspülungen, Ölspülungen der Mundhöhle und Augenkompressen. Ansonsten tragen sehr einfache tägliche Aufmerksamkeiten zur allgemeinen Gesunderhaltung der Ohren bei, zum Beispiel diese:

Benetzen Sie die Spitzen Ihrer Mittel- oder Zeigefinger mit Sesam- oder Mandelöl oder mit etwas Eukalyptus-Mentholcreme und massieren Sie die Zone hinter beiden Ohren. Die gut spürbare Knochenvertiefung behandelt man mit leicht vibrierenden Bewegungen genau wie die Ohreingänge. Den Ohrmuschelrändern schenkt man ebenfalls Beachtung, indem man sie ein wenig hin und her bewegt und etwas ausschüttelt. Die wunderbare Wirkung dieser Behandlung beruht auf der Tatsache, dass sie die Durchblutung anregt und die Nervenzellen aktiviert. (Siehe auch Kapitel 9, Seite 129.)

Ausgezeichnet wirkt auch ein Ohrenguss nach Sebastian Kneipp: Das Ohr wird zunächst mit Watte gut verschlossen. Dann beugt man den Kopf über ein Waschbecken oder eine Wanne und dreht ihn leicht zur Seite. Man beginnt hinter dem rechten Ohr mit abgeschwächtem Wasserstrahl (wenn möglich Kneipp-Gießschlauch, 1,5 bis 2 cm Durchmesser, verwenden), der mehrmals kreisförmig um die Ohrmuschel herumgeführt wird. Das andere Ohr (das linke) wird immer mitbehandelt, auch wenn dort keine Beschwerden vorliegen. Der ruhige Wasserstrom wird etwa 25 Sekunden lang rund um das Ohr geleitet. Die Anwendung sollte nicht länger durchgeführt werden, darf aber nach einiger Zeit wiederholt werden. Dieser Ohrenguss wirkt sich günstig auf Durchblutungsstörungen der Ohren aus, besonders wenn diese durch zu viel Stress oder Probleme im seelischen Bereich ausgelöst wurden. Eine anschließende leichte Massage kann die Wirkung dieser Behandlung noch erhöhen.

Es versteht sich von selbst, dass Entzündungen des Ohres nicht selbst behandelt werden dürfen. Hier ist immer die Hilfe eines Arztes erforderlich.

KAPITEL DREI
BIOCHEMISCHE FUNKTIONSMITTEL NACH SCHÜSSLER UND ANWENDUNGEN NACH KNEIPP

Biochemische Funktionsmittel nach Wilhelm Heinrich Schüssler

Die biochemischen Funktionsmittel nach Wilhelm Heinrich Schüssler (auch Schüssler-Salze genannt) zählen seit über hundert Jahren zu den bewährten Hausmitteln. Dr. Schüssler (1821–1898) praktizierte als Arzt in Oldenburg und bezeichnete seine biochemische Heilmethode als eine abgekürzte Therapie. Er isolierte aus menschlichem Blut und Gewebe die zwölf wichtigsten und für den Organismus unverzichtbaren Mineralsalze. Da diese Salze jeweils ganz bestimmte Funktionen der Körperorgane beeinflussen, nannte er sie biochemische Funktionsmittel.

Die Grundlagen der biochemischen Therapie reichen weit in die Geschichte der Medizin zurück, bis zu Hippokrates (4. und 5. Jahrhundert vor Christus); auch Paracelsus (1493–1541) hat sie eingesetzt. Diese Therapie beruht nicht auf dem Ähnlichkeitsprinzip wie die Homöopathie und ersetzt auch nicht Fehlendes durch Fehlendes. Vielmehr geht es hier um die Übertragung einer Information, um die Auslösung eines Reizes, der die Zellen in die Lage versetzt, die für sie lebenswichtigen Salze vermehrt aus der Nahrung aufzunehmen.

Ziel der biochemischen Therapie nach Dr. Schüssler ist es, die gestörte Körperchemie eines Lebewesens wieder zu normalisieren. In unserem Organismus erfüllen in erster Linie die Nieren diese Aufgabe.

Biochemische Therapien helfen den Nieren, sich selbst funktionstüchtig zu erhalten und die Chemie im Körper zu normalisieren. Ausführliche Informationen über diese Therapien geben 65 biochemische Vereine in der Bundesrepublik. Der 1909 gegründete biochemische Verein Hildesheim stellte mir die folgenden Informationen über seine biochemische Winter- und Frühjahrskur zur Verfügung.

Die Winterkur mobilisiert die Abwehrkräfte, stärkt das Immunsystem und unterstützt die Nieren in ihren Funktionen.

Die biochemischen Mittel sind in Form von Tabletten zu je 0,25 Gramm in den Potenzen D3, D6 und D12 erhältlich. Die mittlere Potenz D6 eignet sich im Allgemeinen für beide Kuren. Biochemische Salze sind apothekenpflichtig und werden nach den Grundsätzen der Homöopathie hergestellt. Man nimmt täglich sechs Tabletten, und zwar jeweils eine viertel bis eine halbe Stunde vor den Mahlzeiten oder eine Stunde danach.

Erster Tag	Nr. 3	Ferrum phosphoricum
Zweiter Tag	Nr. 5	Kalium phosphoricum
Dritter Tag	Nr. 7	Magnesium phosphoricum
Vierter Tag	Nr. 10	Natrium sulfuricum

Geben Sie die Tabletten in ein Wasserglas geben und füllen Sie das Glas mit heißem (nicht kochendem) Wasser auf. Rühren Sie das Ganze mit einem Plastiklöffel um und trinken es in kleinen Schlucken. Wichtig: Behalten Sie die Flüssigkeit eine Weile im Mund, damit die biochemischen Salze von der Mundschleimhaut aufgenommen werden. Diese Kur wiederholen Sie viermal. Dann setzen Sie acht Tage aus und wiederholen das Ganze noch einmal.

Die Kur im Frühling hilft den Nieren bei der Blutreinigung, Entschlackung und Entgiftung und wirkt der Frühjahrsmüdigkeit entgegen. Im Frühling regen besonders die Mittel Nr. 2 und Nr. 11 die Zellneubildung und die Regeneration an. Bei dieser Kur löst man die Tabletten nicht in Wasser auf, sondern lässt sie langsam im Mund zergehen.

Erster bis vierter Tag	dreimal täglich je zwei Tabletten	Nr. 3 Nr. 6	Ferrum phosphoricum Kalium sulfuricum
Fünfter bis achter Tag	dreimal täglich je zwei Tabletten	Nr. 9 Nr. 10	Natrium phosphoricum Natrium sulfuricum
Neunter bis zwölfter Tag	dreimal täglich je zwei Tabletten	Nr. 2 Nr. 11	Calcium phosphoricum Silicea

Nr. 2 (Calcium phosphoricum): Aus diesem Mineralsalz besteht weit über die Hälfte des menschlichen Skeletts. Dieses Knochenaufbausalz befindet sich in allen Zellen und ist für die Schleimhäute sowie für Blut- und Nervenzellen von besonderer Bedeutung.

Nr. 3 (Ferrum phosphoricum): Dieses Mineralsalz unterstützt die körpereigenen Abwehrkräfte, das Immunsystem. Eisen befindet sich in allen Körperzellen und im Blut. Das in den roten Blutkörperchen befindliche eisenhaltige Hämoglobin nimmt beim Einatmen Sauerstoff aus der Luft auf, um ihn allen Geweben des Organismus zuzuführen.

Nr. 5 (Kalium phosphoricum): Kali wird besonders vom vegetativen Nervensystem benötigt. Es kommt in allen Gehirn- und Nervenzellen, in den Muskeln, im Blut und in Gewebsflüssigkeiten vor.

Nr. 6 (Kalium sulfuricum) beeinflusst den Stoffwechsel, ist ein unentbehrlicher Sauerstoffüberträger und regt zur Zellerneuerung und Regeneration an.

Nr. 7 (Magnesium phosphoricum) hat den umfangreichsten Wirkungsbereich. Es ist an allen Stoffwechselfunktionen beteiligt, aktiviert etwa dreihundert Enzyme, beeinflusst das vegetative Nervensystem, kommt in fast allen Zellen vor und trägt zum körperlichen und seelischen Gleichgewicht bei. Es löst schmerzhafte Verkrampfungen.

Nr. 9 (Natrium phosphoricum) hilft den Nieren beim Ausgleich von Säuren und Basen, löst Harnsäure, damit sie entsorgt werden kann, und neutralisiert den Fettstoffwechsel.

Nr. 10 (Natrium sulfuricum): Dieses Salz regt die Nieren- und Blasenfunktionen an, hilft bei der Regulierung des Wasserhaushaltes sowie bei der Entschlackung und Entgiftung.

Nr. 11 (Silicea): Dieses Mineralsalz (Kieselsäure) befindet sich in sämtlichen Zellen. Es ist ein Regenerationsmittel und bestimmt mit über Festigkeit und Elastizität von Haut und Gewebe.

Dauerhaft erfolgreich können die Anwendungen der Biochemie jedoch nur dann sein, wenn gleichzeitig auf eine gesunde Ernährung geachtet wird.

Anwendungen nach Sebastian Kneipp

Sebastian Kneipp, der sogenannte Wörishofener Wasserdoktor (1821 bis 1897), rief sicherlich eine der größten Volksgesundheitsbewegungen der Welt ins Leben. Die fünf Säulen seiner einfachen, ganzheitlichen Heilverfahren sind:

1. Wasseranwendungen
2. Gesunde Ernährung

3. Ausreichende Bewegung
4. Heilpflanzenkunde
5. Ordnungstherapie

Die Wasseranwendungen wirken über Hautreize, die Wärme im Körper erzeugen und Fernwirkungen auf die dem jeweiligen Hautbereich zugeordneten Organe haben. Hauptziel dieser Anwendungen ist eine bessere Durchblutung.

Sebastian Kneipp empfahl außerdem zweimal im Jahr eine vorbeugende Heilpflanzentee-Kur zur Gesunderhaltung unserer Wasserorgane, zu denen auch die Nieren gehören.

Kneipps Reformbewegung in Sachen Gesundheit ist heute noch genauso aktuell wie zur Zeit ihrer Entstehung. Sie lebt in der Arbeit der Sebastian Kneipp-Vereine weiter, die das gleiche Ziel haben wie ihr Namensgeber: den Willen zur Gesunderhaltung zu wecken und aktiv zur Wiedergewinnung der eigenen Gesundheit beizutragen. Der Kneipp-Verein Bad Lauterberg erlaubt mir, mein Wissen an interessierte Menschen weiterzugeben. Stets werde ich mich bemühen, dies im Sinne von Sebastian Kneipp, unserem verehrten Vorbild, zu tun.

KAPITEL VIER
KRÄUTER UND HEILPFLANZEN FÜR DIE NIEREN

Die Pflanzen, die ich Ihnen in diesem Kapitel vorstellen will, werden sowohl in der traditionellen chinesischen Medizin als auch im Ayurveda, sowohl bei den indianischen Medizinmännern als auch bei uns in Europa seit Urzeiten als Heilmittel geschätzt. Neu für uns in Europa ist die Kombination von Heilpflanzen (möglichst vom Heimatboden) und exotischen Gewürzen. Mit dieser Kunst wurde ich in Indien, dem Land der Kräuter und Gewürze vertraut gemacht. Vertraut machen hat etwas mit Vertrauen zu tun, und wenn ich Sie, liebe Leserin und lieber Leser nun mit dem Wissen und den Erfahrungen vertraut mache, die ich viele Jahre lang gesammelt habe, dann hat auch das etwas mit Vertrauen zu tun.

Vertrauen lässt sich nicht so ohne weiteres mit ein paar Rezepten vermitteln. Durch Wissen und Erfahrungen aufgebautes Vertrauen wächst allmählich und wurzelt fest und tief – wie das Dasein der Pflanzen in der Ganzheit der Natur. Heute wissen wir, dass die biochemische Verwandtschaft des Menschen mit der Pflanzenwelt sehr eng ist. Pflanzen enthalten die gleichen Bausteine, die auch in uns, in unserer Erbmasse niedergelegt sind. Deshalb passen die von Pflanzen erzeugten Stoffe so gut in die Empfangsorgane (Rezeptoren) des menschlichen Organismus.

Im Ayurveda heißt es, dass Pflanzen in Übereinstimmung mit der Natur Licht in Leben verwandeln. Unsere menschliche Gestalt wird mit der Struktur von Pflanzen verglichen, wobei die Teile der Pflanzen unseren Organen entsprechen. Nieren und Nebennieren beispielsweise werden mit Blütenknospen gleichgesetzt. Ohne Pflanzen wäre das Leben von Menschen und Tieren auf der Erde nicht möglich. Nur Pflanzen sind in der Lage, aus anorganischen Stoffen für uns lebensnotwendige, aktive Vitalstoffe zu erzeugen. Sie tun das mit Hilfe der Photosynthese. An diesem wichtigsten biochemischen Vorgang auf unserer Erde ist der grüne Farbstoff Chlorophyll entscheidend mitbeteiligt. Pflanzen wandeln in einem recht komplizierten, erst zum Teil bekannten Mechanismus, unter Ausnutzung von Sonnenlichtenergie, Kohlendioxyd und Wasser in Kohlenhydrate (Glukose) um. Diese Energieübertragung läuft mit Hilfe von Enzymen ab. Auch die Energien von Kohle und Erdöl gehen auf die Photosynthese früherer Erdepochen zurück.

Die Wirkungen unserer Heilpflanzen lassen sich nicht auf die Wirkung der wissenschaftlich nachgewiesenen Inhaltsstoffe beschränken. Diese können uns zwar als Richtlinie dienen, aber ein klar festgelegtes System, das nach dem Schema „Inhaltsstoff gleich Wirkung" funktioniert, kann es für Heilpflanzen, die über subtilere und spezifischere Kräfte verfügen, einfach nicht geben. Erfahrungsgemäß liegen ihre Wirkungen oft jenseits jeder allgemeinen Regel.

Allgemeine Regeln für die Zubereitung von Tees aus Heilpflanzen und exotischen Gewürzen

1. Eine spezielle Kombination von Heilpflanzen und Gewürzen kann die Wirkungsanlaufzeit eines Heiltees um ein Vielfaches verkürzen und seine Wirkung wesentlich verstärken.

2. Seine Hauptwirkung entfaltet ein kurmäßig angewendeter Heiltee in den ersten zwei bis drei Wochen. Danach tritt meist ein Gewöhnungseffekt ein. Diesem kann man durch häufig wechselnde Zusätze (Gewürze) entgegenwirken.

3. Exotische Gewürze sind Speicher der Sonnenenergie mit intensiv wirkenden Heilkräften und sie können Katalysatoren für die heilenden Kräfte der Pflanzen sein.

4. Gewürze erhöhen die Aufnahmefähigkeit des Organismus für die Inhaltsstoffe der Heilpflanzen um ein Vielfaches.

5. Mit Pflanzen vom Heimatboden, ihren Heilkräften und Inhaltsstoffen ist unser Organismus ohne Zutun unseres Bewusstseins vertraut.

6. Gewürze können im Rahmen einer Kur mehrfach nach Belieben gewechselt werden, wenn gewünscht sogar täglich, während der Tee selbst in seiner Zusammensetzung gleich bleibt.

7. Wie die einzelnen Tees zubereitet werden, ist jeweils genau beschrieben. Die Kombination mit Gewürzen kann oft erst während der Zubereitung erfolgen, um eine optimale Wirkung zu erreichen.

8. Die Anwendungsdauer ist allgemein angegeben. Die längste Kur dauert vier bis sechs Wochen. Bevor die Kur wiederholt wird, sollte eine Pause von acht bis zehn Tagen eingelegt werden. Vor einer weiteren Wiederholung ist eine längere Pause von Vorteil.

9. Die beste Zeit für das Trinken eines Heiltees, der seine optimale Wirkung auf Nieren, Blase und Harnwege entfalten soll, ist eine halbe bis eine Stunde vor dem Frühstück, wenn der Magen nüchtern und ausgeruht ist. Wird der gleiche Tee zu einer Mahlzeit getrunken, kann er seine volle Wirkung nicht entfalten.

10. Zu Beginn einer Kur ist die niedrigste Dosierung eines Heiltees angebracht. *Viel hilft nicht viel.* Geschmack, Geruch und momentane Bedürfnisse sind genauso zu berücksichtigen wie die individuelle Veranlagung, das Alter und die Konstitution des Menschen, der den Tee zu sich nimmt.

11. Zwei Wesen können niemals ganz gleich sein und deshalb auch nicht in ganz genau gleicher Weise reagieren, auch wenn sie einander noch so ähnlich zu sein scheinen. Das individuell Richtige muss jeder für sich selbst herausfinden. Experimentieren Sie also, selbstverständlich unter Beachtung der allgemeinen Regeln.

12. Achten Sie unbedingt darauf, nur Heilpflanzen und Gewürze von bester Qualität zu verwenden. Überalterte, bestrahlte, begaste oder sonstigen Manipulationen unterworfenes Material ist zu Heilzwecken nicht geeignet.

13. Fertige Gewürzmischungen eignen sich nicht als Zusätze in einem Heiltee. Sie mindern die heilende Wirkung des Tees.

14. Vorbeugen ist leicht. Heilen ist schwer. Selbstverständlich sollte sein, dass man bei Beschwerden ärztliche Hilfe in Anspruch nimmt.

15. Kalt geschleuderter Honig ist das einzige empfehlenswerte Süßungsmittel für einen Heiltee.

16. Die nun folgenden Heilpflanzen und die im folgenden Kapitel aufgeführten Gewürze wurden so ausgewählt, dass sie sich ideal miteinander kombinieren lassen.

17. Kombinieren Sie gezielt und mischen Sie nicht zu viel miteinander. Körper und Seele lieben Klarheit.

Leinsamen

Leinsamentee, dieses fast in Vergessenheit geratene Hausmittel unserer Vorfahren, schützt und stärkt die Schleimhäute und das Gewebe von Nieren, Blase und Harnwegen, sodass sie sich selbst gesund erhalten können. Der Tee kann zur Vorbeugung ebenso eingesetzt werden wie bei akuten und chronischen Beschwerden im Nieren- und Blasenbereich. Bei Blasenentzündungen mildert der sich schützend ausbreitende Schleim das brennende Gefühl beim Wasserlassen. Dieses schützende Einhüllen ist auch bei Neigung zu Nierensand-, Nierengrieß- oder Nierensteinbildung von offensichtlichem Vorteil. Dieses einfache, uralte Volksheilmittel ist in vielen Kulturen bekannt. Mir selbst wurde es in Indien zur Vorbeugung, Unterstützung ärztlicher Therapien und besonders zur Nachbehandlung von Eingriffen zum Schutz und zur Regeneration des Gewebes sowie zur Stärkung und Heilung wärmstens empfohlen.

Grundrezept
Ein Esslöffel ungeschroteter Leinsamen auf einen Liter Wasser ergibt einen Tee mit leicht sämiger Konsistenz, zwei Esslöffel ungeschroteter Leinsamen auf einen Liter Wasser mit mäßig sämiger Konsistenz. Beide Tees reichen zur Vorbeugung und zur Linderung leichter Beschwerden aus und können mit Heilpflanzen und Gewürzen kombiniert werden (siehe unten).

Drei bis vier Esslöffel ungeschroteter Leinsamen auf einen Liter Wasser ergeben einen schleimigen Tee, der bei Problemen wie Entzündungen, Grieß- oder Steinbildung und Ähnlichem angebracht ist. Dieser Tee lässt sich mit frisch gepresstem Zitronensaft und Honig sehr

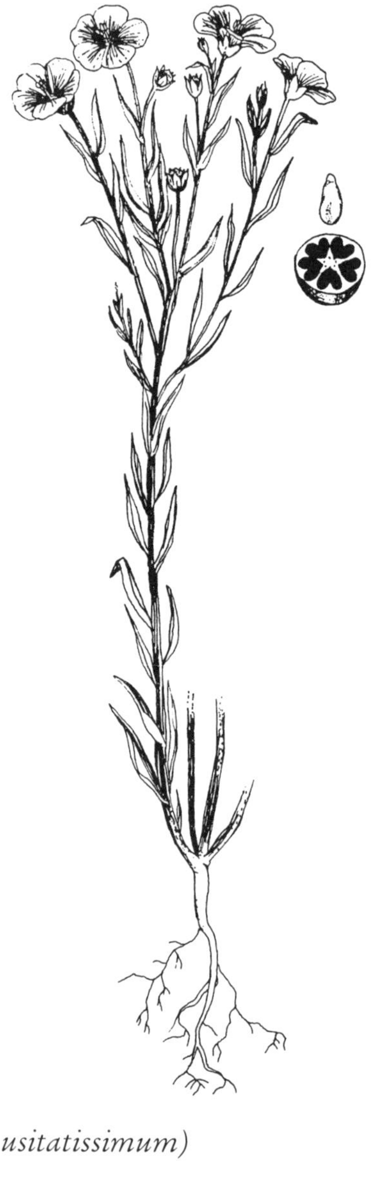

Lein (Linum usitatissimum)

gut verdünnen und kann ebenfalls mit Heilpflanzen und Gewürzen kombiniert werden.

Zubereitung: Der Leinsamen wird in kaltem Wasser angesetzt, langsam erhitzt und dann 10 bis 15 Minuten lang gekocht. Nach dem Kochen wird er durchgesiebt und kann sofort getrunken werden.

Die Heilkräfte dieses Tees können, je nach individuellem Bedürfnis, Konstitution, Alter und Temperament gezielt ergänzt und verstärkt werden. Es kann sein, dass dieser Tee mit immer wieder wechselnden Zusätzen, Monate oder sogar ein ganzes Jahr benötigt, um die Schleimhäute zu regenerieren. Kombinationen mit unterschiedlichen Zusätzen können immer wieder neue anregende und wechselnde Impulse geben.

Eine Kur mit Leinsamentee ist an keine Jahreszeit gebunden und auch bei jeder Mondphase angebracht. Die Zusätze sollten jedoch mit besonderer Sorgfalt ausgewählt werden. Hagebutten beispielsweise sind im Herbst und Winter, also in der kalten Jahreszeit, in Kombination mit Leinsamen in der Saison. Sie eignen sich jedoch nicht zur Anwendung im Frühling. In dieser Jahreszeit stellt sich unser Körper mit dem zunehmenden Licht auf das ein, was der Frühling grünen und sprießen lässt.

Die folgenden Rezepte geben einige wenige Beispiele für die vielen Möglichkeiten, Leinsamentee zuzubereiten und mit unterschiedlichen Zusätzen zu kombinieren.

Leinsamentee mit Ingwer

Zutaten: 1 Liter Wasser
1 bis 2 Esslöffel oder 3 bis 4 Esslöffel ungeschroteter Leinsamen

ein Stück frische, zerkleinerte Ingwerwurzel
(die Größe richtet sich nach Geschmack
und Bedürfnis)
Honig, nicht wärmegeschädigt

Zusätze: Zimt, Vanille, Kardamom oder Safran

Zubereitung
Erste Möglichkeit: Der ungeschrotete Leinsamen wird mit der zerkleinerten Ingwerwurzel in kaltem Wasser angesetzt und 10 bis 15 Minuten lang leicht gekocht. Dann lässt man ihn noch 7 bis 10 Minuten lang ziehen, seiht ihn ab und trinkt ihn mit Honig.

Zweite Möglichkeit: Der ungeschrotete Leinsamen wird mit kaltem Wasser angesetzt und 10 bis 15 Minuten lang gekocht. Den Ingwer fügt man am Ende der Kochzeit hinzu. Dann bringt man den Tee noch einmal zum Aufwallen, lässt ihn aber nicht weiterkochen, sondern nur noch 7 bis 10 Minuten lang ziehen, bevor man ihn abseiht und mit Honig süßt.

Wirkungsbereich
Wenn dieser heilkräftige, wohlschmeckende Tee vorbeugend getrunken wird, kann er vielerlei Beschwerden vermeiden helfen oder auch spürbar lindern. Der Leinsamen schützt die Schleimhäute vor der Schärfe des Ingwer, besonders wenn diese sensibel sind und zu Entzündungen neigen. Leinsamen und Ingwer erleichtern den Übergang in eine andere Jahreszeit und schützen vor Wetterempfindlichkeit. Der Ingwer tut den Nieren und dem Blasenbereich in vieler Hinsicht gut (siehe auch Seite 93).

Leinsamentee mit Wacholder

Zutaten: 1 Liter Wasser
1 bis 2 Esslöffel Leinsamen, ungeschrotet
etwa 2 Esslöffel zerdrückte Wacholderbeeren

Zusätze: Ingwer, Koriander oder Lorbeerblätter

Zubereitung
Der ungeschrotete Leinsamen wird mit kaltem Wasser angesetzt und 10 bis 15 Minuten lang gekocht. Am Ende der Kochzeit fügt man die zerdrückten Wacholderbeeren hinzu, lässt alles leicht aufwallen und seiht den Tee nach 10 Minuten ab. Nicht angebracht sind Wacholderbeeren bei akuten Nieren- und Blasenentzündungen sowie während der Schwangerschaft.

Wirkungsbereich
Sebastian Kneipp hat die aromatischen Wacholderbeeren hoch gelobt (Wacholderkur). Sie gehören zu den wärmenden Diuretika (entwässernd). Ihre Energetik ist „scharf", „bitter" und „süß" und wird von allen fünf Elementen – Äther, Luft, Feuer, Wasser und Erde – bestimmt. Sie haben eine stark desinfizierende Wirkung und helfen den Nieren, das Blut zu reinigen und den Flüssigkeitshaushalt des Körpers zu regulieren. Leinsamen, der von einhüllender Wirkung ist, kann die Reizwirkung der Wacholderbeeren wunderbar ausgleichen. Dieser wohlschmeckende Tee ist bei allen Beschwerden angebracht, die sich auf die Nieren auswirken können, auch bei psychosomatischen.

Leinsamentee mit Zitronensaft

Zutaten: 1 Liter Wasser
1 bis 2 Esslöffel Leinsamen, ungeschrotet

Zusätze: frisch gepresster Zitronensaft
Honig, Safran oder Kurkuma

Zubereitung
Dem fertigen Leinsamentee fügt man frisch gepressten Zitronensaft (am besten von nachgereiften Zitronen), Honig und Safran oder Kurkuma zu.

Wirkungsbereich
Zitronen sind „Sonnenfrüchte" und helfen unseren Nieren beim Ausgleich von Säuren und Basen. Sie sind niemals säurefördernd, sondern wirken neutralisierend. Dieser Tee enthält viele wertvolle Vitalstoffe für die Nieren. Er schützt alle Schleimhäute und stärkt unsere Abwehrkräfte.

Birke

Seit Menschengedenken wurden Bäume als heilige, mit göttlichen Kräften in Verbindung stehende Wesen verehrt. Birken sind Sinnbilder des Frühlings und werden mit dem Neuerwachen in der Natur in Verbindung gebracht. In Asien, bei den nordamerikanischen Indianern und bei uns in Europa betrachtete man die Birke von jeher als Heilpflanze mit desinfizierender, entzündungshemmender, krampflösender, wassertreibender, blutreinigender und fiebersenkender Wirkung. Alle Teile der Birke werden als Volksarzneimittel geschätzt: die Blütenkätzchen, die sich leicht klebrig gleichzeitig mit den Blättern entfalten, die Blätter, die Rinde, der Saft, die jungen Zweige und die frischen Wurzeltriebe. Sie wirkend entschlackend und blutreinigend, helfen bei Gliederschmerzen, Steifheit, Frühjahrsmüdigkeit und ganz besonders bei Nieren- und Blasenbeschwerden sowie bei Harnwegserkrankungen. Sie haben steinlösende Eigenschaften und können gegen Rheuma, Gicht und Hautprobleme eingesetzt werden.

Indianische Medizinmänner heilten viele Krankheiten ihrer weißen Freunde (auch die ihnen unbekannten) mit dem Grün der Birke, ihrem Holz, ihrer Rinde, ihrem Öl und ihrem Saft. Im Frühjahr gewannen sie durch einfaches Anbohren des Birkenstammes (ohne den Baum zu schädigen) einen Saft, der sehr reich an Kohlehydraten und Vitamin C ist. Diesen Saft tranken sie verdünnt mit frischem, lebendigem Sonnenwasser.

In Asien bereitet man im Frühjahr erfrischende, heilkräftige Birkengrün-Getränke zu und verfeinert sie mit ausgewählten Gewürzen. Bevorzugt werden Gewürze, die dem Getränk die Farbe des Lichtes und der Sonne geben, zum Beispiel Kurkuma oder Safran. Die Farbe Gelb symbolisiert Regeneration und Neubeginn auf der körperlichen wie auf der seelischen Ebene.

Alle in diesem Buch beschriebenen Gewürze lassen sich mit den heilenden Bestandteilen der Birke kombinieren und ergänzen diese auf unterschiedliche Weise durch eigene Heilkräfte. Gewürze können anregende Impulse geben und erzeugen Potenzen, die sich gemeinsam mit den Heilsubstanzen der Birke auf das vegetative Nervensystem und die Hormonausschüttung der Nebennieren auswirken.

Die Inhaltsstoffe der Birke sind so bedeutend, dass wir hier wenigstens ein paar aktive Wirkstoffe erwähnen wollen: Vitamine, besonders Vitamin C, viele Mineralsalze, Harze, Schwefelverbindungen, ätherische Öle, organische Säuren, Auxone (Wuchsstoffe), Bioflavonoide, die auch Vitamin P genannt werden (sie beugen Blutungen vor, unterstützen die Resorption von Vitamin C, stärken das Gewebe und geben ihm Elastizität und Spannkraft), Saponine (können hormonähnliche Wirkungen haben), Methylsalizylat, das ähnlich wie Salizylsäure (Aspirin) u.a. schmerzstillend, entzündungshemmend und fiebersenkend wirkt, Birkenkampher oder Betulin (befindet sich im Frühling in Blättern, Blüten und Rinde und besonders im antiseptischen, hochwirksamen Birkenöl, das im Herbst gewonnen wird) und viele andere, teilweise noch unbekannte, Wirkstoffe.

Die folgenden Rezepte sind als Anregungen zu verstehen. Sie können je nach den individuellen Bedürfnissen und nach eigenem Geschmack abgewandelt werden. Nach der ayurvedischen Edelstein-Therapie lassen sich Birkengetränke hervorragend mit energetisiertem Wasser, besonders mit Bernstein-, Smaragd-, Gold- oder Silberwasser zubereiten (siehe Seite 115).

Grundrezept für Birkengetränke

Zutaten: Knospen, Blütenkätzchen, Blätter, Rinde, Holz, Wurzeltriebe und Zweige der Birke, zerkleinert und gemischt oder separat
$^{1}/_{2}$ Liter Wasser
1 bis 2 Esslöffel getrocknete oder 2 bis 4 Esslöffel frische Birkenteile

Zubereitung
Für die Zubereitung der unterschiedlichen Pflanzenteile gibt es kein allgemeingültiges Grundrezept. Manche

Teile der Birke enthalten hitzempfindliche Substanzen, die in Kaltwasser-Auszügen schonend gelöst werden müssen. Andere Stoffe benötigen ein Aufbrühen oder ein Aufkochen.

Kaltwasserauszug: Die zerkleinerten Pflanzenteile werden mit kaltem Wasser angesetzt und sollten mehrere Stunden, am besten über Nacht, zugedeckt stehen bleiben. Nach dem Durchseihen kann der Ansatz noch einmal mit kochendem Wasser aufgebrüht oder aufgekocht werden.

Aufbrühen: Die zerkleinerten Pflanzenteile werden aufgebrüht oder mit kaltem Wasser angesetzt und kurz aufgekocht.

In beiden Fällen sollten die Birkenteile nach der Zubereitung noch etwa 15 Minuten lang ziehen oder sogar eine bis zwei Stunden lang möglichst warm gehalten werden (vielleicht in einer Thermoskanne), bevor man sie abseiht. Wenn man andere Pflanzen oder Gewürze zugeben will, sollte man die Erfordernisse für deren Zubereitung im Auge behalten. Die folgenden Rezeptvorschläge sollen dies veranschaulichen.

Birkentee mit Leinsamen

Zutaten: 1/2 Liter Wasser
2 Esslöffel Leinsamen, ungeschrotet
1 bis 2 Esslöffel getrocknete
oder 2 bis 4 Esslöffel frische, zerkleinerte
Birkenteile

Zusätze: ein Stück frische, zerkleinerte Ingwerwurzel
oder frisch gepresster Zitronensaft
Honig (nicht wärmegeschädigt)

Zubereitung
Der Leinsamen wird mit kaltem Wasser angesetzt und zehn Minuten lang gekocht. Dann gibt man die Birkenteile und, wenn gewünscht den Ingwer zu, kocht alles zusammen auf und lässt 15 Minuten lang ziehen. Zitronensaft und Honig werden erst in der Tasse zugefügt.

Birkentee mit Ingwer

Zutaten: 1 bis 2 Esslöffel getrocknete
oder 2 bis 4 Esslöffel frische, zerkleinerte Birkenteile
ein Stück frische, zerkleinerte Ingwerwurzel
Honig (nicht wärmegeschädigt)

Zubereitung
Die Birkenteile setzt man mit dem Ingwer in kaltem Wasser an, kocht sie auf und lässt sie 15 Minuten oder eine bis zwei Stunden lang ziehen. Der Honig wird in der Tasse zugefügt.

Birkentee kann auch zusammen mit ein paar zerkleinerten Wacholderbeeren oder Koriander überbrüht oder aufgekocht werden.

Wirkungsbereich der Zusätze
Gewürze haben ihre eigene Heilwirkung. Ihr Aroma stimuliert unseren Geruchs- und Geschmackssinn, regt die Bildung von Magensäften an und erhöht die Aufnahmefähigkeit des Organismus für die heilenden Substanzen der Birke. Während einer vier- bis sechswöchigen Kur können täglich andere Gewürze verwendet werden. Damit wirkt man dem Gewöhnungseffekt entgegen. Die Zusätze sollten jedoch nicht dominant sein.

Mit etwas Fingerspitzengefühl wird man das individuelle Maß finden.

Birkensaft

Birkensaft sollte selbstverständlich nur von eigenen Bäumen oder mit Genehmigung des Eigentümers beziehungsweise des Försters gewonnen werden. Auf keinen Fall darf der Baum dadurch Schaden erleiden.

Gewinnung: Bevor die Birke im Frühling ihr Laub trägt (Anfang April) bohrt man an der Südseite des Baumes ein zwei bis fünf Zentimeter tiefes Loch, steckt ein Röhrchen hinein und leitet den ausfließenden Saft in ein Gefäß. Später kann man die angebohrte Stelle mit Baumteer wieder verschließen. Der Saft ist, wenn er in einem geschlossenen Gefäß kühl aufbewahrt wird, etwa eine Woche lang haltbar. Dann kann er in Gärung übergehen. Durch Zusatz von Weingeist wird der Saft länger haltbar.

Einnahme: Für die Einnahme von Birkensaft gibt es keine allgemein gültigen Regeln. Beispielsweise kann man Leinsamentee oder einem anderen Getränk einen Teelöffel bis einen Esslöffel Birkensaft beimischen. Wenn man eine Kur mit dem reinen Saft machen will, beginnt man mit einem Teelöffel pro Tag. Diese Dosis kann man, je nach Verträglichkeit, bis zu vier Esslöffeln steigern. Grundsätzlich ist bei der Einnahme von Birkensaft die individuelle Veranlagung zu berücksichtigen. Vorsicht ist bei Neigung zu Allergien geboten.

Wirkung: Die aktiven Wirkstoffe des Birkensafts gelangen über das Blut in die Nieren, wo sie diese bei wichtigen Aufgaben unterstützen, unter anderem bei der Blutreinigung.

Fenchel

Eines der besten und wertvollsten Mittel bei gesundheitlichen Störungen war und ist der Fenchel. Fenchel ist ein Tonikum für das Nervensystem, denn er wirkt krampflösend und beruhigend. Sein aromatischer Duft klärt den Geist und fördert die Aufmerksamkeit. Diese wunderbare Heilpflanze unterstützt auch die Tätigkeit von Nieren und Blase und bewirkt als Diuretikum eine verstärkte Harnausscheidung. Gleichzeitig hilft Fenchel als Umstimmungsmittel, physiologische Funktionen allmählich zu normalisieren und die Ordnung innerhalb des Organismus wiederherzustellen.

Wurzeln und Samen des Fenchels wurden früher in Asien und auch in Europa (besonders im südlichen Europa, wo die Pflanze nicht erfriert) zu Heilzwecken verwendet. Es war allgemein bekannt, dass es gut ist, bei Nieren- und Blasenleiden Fenchelsamen als Tee und die Wurzeln in Wein (besonders in Apfelwein) gesotten zu sich zu nehmen. Die Samen wurden außerdem auf nüchternen Magen oder nach einer Mahlzeit gekaut. (In China und Indien tut man das noch heute.)

Fenchel hat als krampflösendes, beruhigendes Heilmittel die Fähigkeit, den Körper, besonders über Nieren und Blase für Ausscheidungen zu öffnen. In der Erfahrungsheilkunde heißt es: Fenchel vertreibt den Stein, hilft beim Harnen, ist dienlich bei Wassersucht, befreit von vielerlei Stauungen und Ablagerungen und soll sogar helfen, im Inneren geronnenes Blut zur Ausscheidung zu bringen.

Eine vorbeugende Kur mit Fenchelsamen und Fenchelwurzeln ist zu jeder Jahreszeit und in allen Mondphasen angebracht und wärmstens zu empfehlen.

Zutaten: 1/2 bis 1 Teelöffel Fenchelsamen auf
1/4 Liter Wasser
Fenchelwurzeln, Wein

Zubereitung
Tee: Die zerstoßenen Samen werden mit kochendem Wasser aufgebrüht. Unzerkleinerte Samen sollten aufgekocht werden. Beide Zubereitungen lässt man 10 Minuten lang ziehen.

Fenchelwurzeln in Wein: Die Wurzeln werden aufgekocht oder ein paar Minuten lang in Wein geköchelt.

Energetisiertes Wasser kann die Heilwirkung des Fenchel noch verstärken. Eine Kur sollte 8 bis 14 Tage dauern.

Eine kleine Prise Fenchelsamen ist ein sehr wirkungsvoller und aromatischer Zusatz für viele Heilkräutertees. Honig kann in einem Fencheltee angebracht sein, während Fenchel mit Zitronensaft disharmonisch ist.

Mädesüß

Mädesüß, auch Wiesenkönigin genannt, hat in vielen Ländern besonders aussagekräftige Namen. In den USA wird sie auch als „Aspirin-Pflanze“ bezeichnet, denn aus ihren Blütenknospen und der Weidenrinde gewann ein italienischer Professor 1838 erstmals die Salicylsäure. Seit 1899 wird Acetylsalicyl vom Pharmakonzern Bayer hergestellt, der diesen Stoff Aspirin nannte.

Die ganze Pflanze mitsamt der Wurzel ist ein von jeher anerkanntes medizinisches Heilmittel gegen Nieren- und Blasenleiden, Rheuma, Gicht und Wassersucht. Sie ist ein gutes Beispiel dafür, dass die Heilkraft einer ganzen Pflanze weitaus umfangreicher ist als die Summe ihrer isolierten Wirkstoffe. Die in der Pflanze enthaltene Salicylsäure übt unter anderem einen entzündungshemmenden, blutreinigenden und schmerzstillenden Einfluss aus. Sie ist ein Heilmittel für Niere, Blase und Harnwege und ein antiseptisches Diuretikum. Außer der Salicylsäure enthalten die Blüten Vitamin C, Flavonoide, Vanillin, Gerbstoffe (welche die Eiweißstoffe der Schleimhäute binden und in widerstandfähige Stoffe überführen), Tannine (die das Gewebe festigen und stärken) und andere. Mädesüß wird traditionell gegen zu starke Säurebildung im Organismus eingesetzt und hilft den Nieren bei ihrer Aufgabe, den Säure-Basen-Haushalt ins Gleichgewicht zu bringen. Die „Aspirin-Pflanze" ist eine medizinische Droge und sollte, sorgfältig nach individueller Konstitution dosiert und begrenzt, etwa zwei Wochen lang angewendet werden.

Mädesüßtee

Zutaten: 1/2 Liter Wasser
2 Teelöffel zerkleinerte, getrocknete oder
4 bis 5 Teelöffel frische Pflanzenteile
Honig

Zusätze: alle in diesem Buch genannten Gewürze und Heilpflanzen (jeweils nur eine(s) oder zwei gleichzeitig verwenden)

Zubereitung
Aufguss: Die Pflanzenteile werden mit kochendem Wasser überbrüht. Dann lässt man sie 10 Minuten lang ziehen.

Abkochung: Die Pflanzenteile werden mit kaltem Wasser angesetzt und kurz aufgekocht. Dann lässt man sie 7 bis 10 Minuten lang ziehen.

Die verschiedenen Zusätze werden entweder mit aufgekocht oder erst dem fertigen Getränk hinzugefügt. Beispielsweise kann man ein Stück frischen Ingwer oder eine Zimtstange zusammen mit den Pflanzenteilen im kalten Wasser ansetzen und mit aufkochen, während pulverisierter Zimt dem Tee in der Tasse zugefügt wird.

Bärentraube und Heidelbeere

Bärentraubenblättertee ist wohl der bekannteste Nieren- und Blasentee. Meine kanadische Freundin Neva erzählte mir, dass die Indianer das immergrüne Heidekrautgewächs auch Bären- oder Harnpflanze nannten, weil die Bären sie in großen Mengen verspeisen, bevor sie in den Winterschlaf gehen. Diese von den Indianern hochgeschätzte Heilpflanze wird auch in Europa schon sehr lange eingesetzt. Sie ist bereits in den ältesten Heilkräuterrezepturen für die Nieren sowie für Blase und Harnwege enthalten. Übrigens verwendeten die Indianer nicht nur die Blätter, sondern auch Rinde, Früchte und Wurzel zur vorbeugenden Pflege ihrer „Wasserorgane“.

Die spezifische Wirksamkeit von Blättern, Beeren und Wurzeln der Bärentraube ist mittlerweile weitgehend von wissenschaftlichen Analysen bestätigt worden. Nachgewiesen hat man auch, dass die Heilkraft der immergrünen Teile der Bärentraube im Laufe des Sommers zunimmt, sodass diese Teile am heilkräftigsten sind, wenn sie im Frühherbst gesammelt werden. Die recht unterschiedliche Heilwirkung der einzelnen Teile wurden mit der Lagerzeit der Pflanze in Zusammenhang gebracht. Nach zehn Monaten galten sie schon als weitgehend wertlos. Ihre jeweilige Dosierung und Zubereitung zu bestimmten Jahreszeiten, Mondphasen und Tageszeiten wird heute wieder stärker beachtet.

Die Bärentraube ist eine Heilpflanze, bei deren Anwendung die individuelle Konstitution ebenso berücksichtigt werden muss wie das Alter der betreffenden Person. Bei falschem oder zu langem Gebrauch kann es zu Nebenwirkungen wie Verstopfung und Kreislaufproblemen sowie Trockenheit der Haut und des Mundes kommen. Das kann so weit gehen, dass man letzlich das Gegenteil von dem, was erreicht werden sollte, erzielt hat.

Die Bärentraube enthält viele heute noch nicht identifizierte Substanzen. Die Hauptinhaltsstoffe sind Arbutin, Gerbstoffe, Flavonglykoside, organische Säuren und andere. Durch ihre adstringierende Wirkung festigen sie das Gewebe unserer „Wasserorgane". Sie sind antiseptisch und entzündungshemmend und fördern die Wundheilung und Wiederherstellung der Membrane, indem sie das Zellwachstum anregen.

Einen sehr guten Einfluss hat Zusammenziehendes bei Organverlagerung oder Senkung durch Kontraktion der Muskulatur. Zur Vorbeugung und bei Entzündungen der Blase und Harnwege werden Kaltwasserauszüge verwendet. Die harntreibenden, lösenden Eigenschaften der Bärentraube schützen vor Ablagerungen (Nieren- und Blasensteine). Um Steine zu lösen sowie bei Harnverhalten und Entzündungen setzte man dem Getränk Birkenteile oder Birkenholzasche zu, um ein alkalisches Milieu zu schaffen. Heute weiß man, dass das desinfizierende Arbutin im Harn ein „alkalisches Milieu" benötigt, um wirksam zu sein.

Um Nieren und Blase zu stärken und ihre Funktionen anzuregen, wurden Aufgüsse mit kochendem Wasser und Abkochungen von bis zu 30 Minuten Dauer hergestellt, die dann meistens schluckweise, über den Tag verteilt, getrunken wurden.

Zum Mischen mit Bärentraube eignen sich Leinsamen und Ingwer oder Kurkuma, aber auch Cayenne-Pfeffer und Honig. Ungeeignet ist Zitronensaft oder Essig.

Bärentraubengetränke
(alle Rezepte gelten auch für Heidelbeergetränke)

Zutaten: 1/2 Liter Wasser
1 Esslöffel zerkleinerte Bärentraubenteile (Heidelbeerteile) oder etwa die doppelte Menge der frischen Pflanze

Die Zusätze (siehe oben) werden zu gleichen Teilen oder weniger mit den Pflanzenteilen gemischt.

Zubereitung
Kaltwasserauszug: Die Pflanzenteile und die ausgewählten Zusätze werden 12 bis 24 Stunden lang in kaltem Wasser angesetzt und dann aufgekocht. Getrunken wird der Tee möglichst warm. Die ersten beiden Tassen trinkt man vor dem Frühstück, den Rest, auch angewärmt, über den Tag verteilt, die letzten Schlucke vor dem Schlafengehen. Pro Tag kann bis zu einem Liter getrunken werden. Anwendungsdauer: von einigen Tagen im Monat bis etwa drei Wochen.

Aufguss: Die Pflanzenteile werden mit kochendem Wasser überbrüht und sollten fünf bis sieben Minuten lang ziehen. Sonstiges siehe oben. Wenn man Leinsamen als Zusatz verwenden will, kocht man einen Esslöffel ungeschroteten Leinsamen zehn Minuten lang und setzt erst dann die Pflanzenteile zu.

Auszug und Aufguss: Die Pflanzenteile werden über Nacht kalt angesetzt und am nächsten Morgen kurz aufgekocht. Danach lässt man sie nur fünf Sekunden lang ziehen. Wenn der Tee länger kocht oder zieht, werden unter anderem mehr Gerbstoffe freigesetzt und der Tee wirkt stopfend, zum Beispiel gegen Durchfall.

Absud: Die Pflanzenteile werden etwa 30 Minuten lang eingekocht. Die Tagesdosis sollte in kleinen Schlucken vor dem Frühstück und über den Tag verteilt bis zum Abend eingenommen werden. Es ist gut, jeden Schluck eine Weile im Mund zu behalten, bevor man ihn herunterschluckt.

Bei uns in Deutschland wachsen außer der Bärentraube noch einige andere Heidekrautgewächse. Interessant und erwähnenswert ist die Heidelbeere, auch Blaubeere genannt. Die Wurzelrinde aller Heidekrautgewächse enthält eine noch nicht identifizierte Substanz, die eine antibiotische Wirkung mit keimtötenden und gleichzeitig das Immunsystem stärkenden Eigenschaften hat.

Die Blätter der Heidelbeere werden schon seit sehr langer Zeit als medizinische Droge eingesetzt. Zu den Wirkstoffen, die sie mit den Bärentraubenblättern gemeinsam haben, gehören unter anderem Arbutin und Gerbstoffe. Die antidiabetischen Wirkungssubstanzen der Heidelbeerblätter sind bisher weitgehend ungeklärt und werden für hitzempfindlich gehalten. Um diese Wirkung zu erreichen, ist daher ein Kaltwasserauszug angebracht.

Experten gehen davon aus, dass sich die Zahl der Diabetiker (im Moment etwa 4 Millionen) in den nächsten zehn Jahren verdoppeln wird. Von einer so ernsten Erkrankung wie der Zuckerkrankheit (Diabetes) werden die Nieren immer in Mitleidenschaft gezogen. Daher rechnet man damit, dass bei 30 bis 40 Prozent der Zucker-Patienten ernste Nierenschädigungen auftreten.

Dass man sich mit einer ernsten Erkrankung wie Diabetes rechtzeitig in die Hände eines Arztes begibt und nicht versucht, allein daran „herumzudoktern“, sollte selbstverständlich sein.

Labkräuter

Das Klettenlabkraut ist eine äußerst wachstumsfreudige und lebensbejahende Heilpflanze. Sie hält sich an allem fest, was ihr begegnet, und klettert über alle Hindernisse hinweg, ohne irgendeinen Schaden anzurichten. Diese Wunderpflanze wirkt entkrampfend und lockernd, sie kann auflösen und festigen – und sie zeitigt diese doppelte Wirkung sowohl auf der körperlichen als auch auf der seelischen Ebene.

Sie hilft den Nieren, indem sie bewirkt, dass sich nichts irgendwo im Körper festsetzen und dort abgelagert werden kann. Ganz ähnlich wirkt sie im psychischen Bereich, indem sie depressive Gefühlsblockaden lockert und alles leichter werden lässt, ohne dass es den festen Halt verliert. Bei Unsicherheit und Verwirrung kann das Klettenlabkraut anregend und beruhigend für Klarheit sorgen.

Dieses heilkräftige Klettergewächs gehört zu den kieselsäurehaltigen Pflanzen und enthält die lebensnotwendige Kieselsäure in leicht löslicher Form. Mit Hilfe anderer Wirkstoffe wie Tanninen, die adstringierend und festigend auf das Gewebe im Nieren- und Blasenbereich (Inkontinenz) wirken können, werden Wasseransammlungen, Schwellungen und Zysten verhindert. Zu den Hauptinhaltsstoffen des Klettenlabkrauts gehören unter anderem Gerbstoffe, Labferment (bringt Eiweiß zur Gerinnung und hilft bei der Eiweißverdauung), Glykoside, und Saponine, die vermutlich ähnlich wirken wie Hormone und unter anderem die Nebennieren anregen können.

Von großer Heilkraft sind auch das Wiesenlabkraut und das echte Labkraut. Beide enthalten mehr Labfermente als das Klettenlabkraut, das einen höheren Anteil an Kieselsäure enthält.

Früher gehörten die Labkräuter zu den heilmachenden, heiligen Pflanzen der blütenreichen germanischen Göttin Freya, die auch als Göttin der Liebe bekannt ist. Später wurden sie als „Marienstroh“ bezeichnet.

Klettenlabkrauttee

Zutaten: ½ Liter Wasser
1 bis 2 Esslöffel getrocknete oder
2 bis 4 Esslöffel frische, zerkleinerte Pflanzenteile

Zubereitung
Kaltwasserauszug: Die Pflanzenteile werden mit kaltem Wasser angesetzt, am besten über Nacht, und morgens abgeseiht.

Abkochung: Die Pflanzenteile werden in kaltem Wasser angesetzt und kurz aufgekocht oder nur aufgebrüht. Danach lässt man den Tee zehn Minuten lang ziehen, bevor man ihn abseiht und mit Honig süßt.

Klettenlabkrauttee mit Koriander
Man mischt die Pflanzenteile mit einem Teelöffel zerdrückten Koriandersamen und überbrüht sie mit kochendem Wasser. Dann lässt man den Tee zehn Minuten lang ziehen, bevor man ihn abseiht.

Klettenlabkrauttee mit Ingwer
Ein kleines Stück frische, zerkleinerte Ingwerwurzel wird zusammen mit den Pflanzenteilen in kaltem Wasser angesetzt und kurz aufgekocht. Zehn Minuten ziehen lassen.

Tee aus Wiesenlabkraut oder echtem Labkraut
Zutaten im gleichen Verhältnis wie oben.

Zubereitung
Kaltwasserauszug wie oben oder: Man übergießt die Pflanzenteile mit heißem, **nicht** kochendem Wasser (auf etwa 70 Grad abkühlen) und lässt den Tee zehn Minuten ziehen, bevor man ihn abseiht. Das Labferment in diesen Labkräutern wird durch Überbrühen zerstört, während die Kieselsäure im Klettenlabkraut durch das Kochen besser gelöst wird. Daher bereitet man die verschiedenen Labkräuter unterschiedlich zu. Die fertigen Tees können zusammengeschüttet werden.

Wiesenlabkrauttee mit Ingwer
Zutaten wie oben mit einem Stück zerkleinerter, frischer Ingwerwurzel und eventuell Safran oder Kurkuma und Honig

Zubereitung
Der Ingwer wird mit kaltem Wasser angesetzt und aufgekocht. Dann lässt man den Aufguss auf etwa 70 Grad

abkühlen, bevor man ihn über das Labkraut gießt. Zehn Minuten ziehen lassen, abseihen und mit Honig süßen. Safran oder Kurkuma kann dem fertigen Tee in pulverisierter Form zugesetzt werden.

Weißdorn

In Asien sagt man: Weißdorn verlängert das Leben, weil er die Langlebigkeit von Herz und Nieren fördert. Blüten, Blätter und Früchte dieser altbewährten Arzneipflanze werden verwendet, um das Herz und die Nieren, die Freunde des Herzens, zu stärken und funktionstüchtig zu halten. Weißdorn trägt zur Regulierung des Blutdrucks bei, wirkt ausgleichend bei zu hohem und zu niedrigem Blutdruck und stimuliert den gesamten Kreislauf.

Ingwer verstärkt die blutdruckregulierenden Eigenschaften des Weißdorn. Eine Kombination mit Rosmarin, Kardamom oder einer Prise Cayenne-Pfeffer ist bei zu niedrigem Blutdruck angebracht.

Auf der seelischen Ebene kann Weißdorn ein tonisches Nervenmittel sein und stressbedingten Bluthochdruck senken. Auch bei Herzklopfen, Herzrhythmusstörungen und altersbedingten Herzstörungen ist eine Kur mit Weißdornblättern und Weißdornblüten angebracht. Weißdorn hilft auch, blockierte Gefühle zu befreien. Er fördert das freie Fließen positiver Energien und stärkt Selbstbewusstsein und Wohlbefinden.

Herztonika stellt man in Asien aus reifen Weißdornfrüchten mit energetisiertem Wasser her. Die Indianern machten das aus unreifen Früchten, Rinde und Wurzelrinde. Weißdornblätter verarbeiteten sie zu einem Brei, der auf Schwellungen und Wunden gelegt wurde.

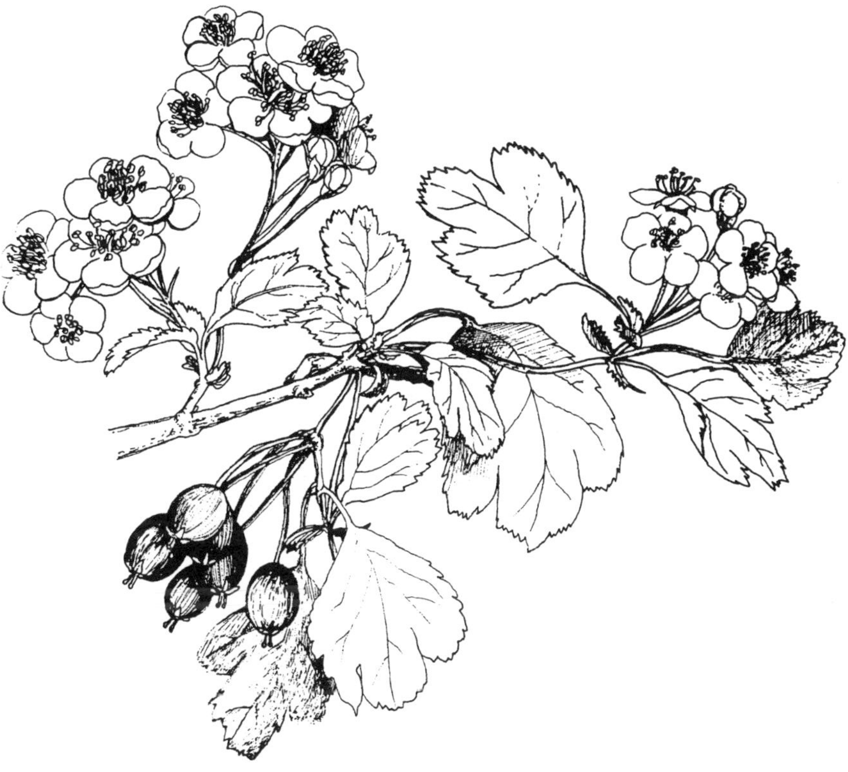

Weißdorn (Crataegus oxyacantha)

Weißdorntee

Zutaten: $^3/_4$ Liter Wasser
1 bis 2 Esslöffel getrocknete Pflanzenteile (Blätter und Blüten)
oder 2 bis 4 Esslöffel zerkleinerte, frische
Honig

Die Pflanzenteile werden mit kochendem Wasser aufgebrüht und sollten zehn Minuten ziehen.

Weißdorn-Früchtetee

Zutaten: $^1/_2$ Liter Wasser
1 bis 2 Esslöffel getrocknete Weißdornteile (Blätter und Blüten)
oder 2 bis 4 Esslöffel zerkleinerte, frische
1 Esslöffel Früchte
1 mit Schale und Kerngehäuse zerkleinerter Apfel
ein Stückchen Zimtstange und Vanilleschote

Alle Zutaten werden in kaltem Wasser angesetzt und aufgekocht. Zehn Minuten ziehen lassen. Mit Honig süßen.

Herz-Nieren-Tonikum aus Weißdorn und Früchten
(altes ayurvedisches Rezept)

Zutaten: $^1/_4$ Liter Wasser
1 bis 2 Esslöffel getrocknete Weißdornteile (Blätter und Blüten)
oder 2 bis 4 Esslöffel zerkleinerte, frische

1 Esslöffel zerkleinerte Früchte
1 Stück Zimtstange
1 Stück Vanilleschote
eventuell eine Goldperle

Die Zutaten erhitzt man in dem Wasser und lässt sie leicht simmern. Erst nach dem Erkalten wird das Ganze abgeseiht. Wenn pulverisierter Zimt und Vanillepulver verwendet werden soll, setzt man diese dem fertigen Getränk zu. Von diesem Tonikum, das mit Honig gesüßt werden kann, nimmt man täglich dreimal einen Teelöffel voll (lange im Mund behalten).

Weißdornblütentee mit Ingwer
In einem halben Liter kaltem Wasser wird ein kleines Stück frische, zerkleinerte Ingwerwurzel angesetzt und zum Kochen gebracht. Damit überbrüht man ein bis zwei Esslöffel Weißdornblüten und lässt zehn Minuten ziehen, bevor man den Tee mit Honig gesüßt trinkt.

Weißdornblütentee mit Koriander oder Fenchel
Ein bis zwei Esslöffel Weißdornblüten und etwa ein Teelöffel zerstoßene Koriander- oder Fenchelsamen werden mit drei Viertel Liter kochendem Wasser überbrüht. Zehn Minuten ziehen lassen und abseihen. Pulverisierten Koriander oder Fenchel überbrüht man nicht, sondern fügt ihn dem fertigen Tee zu, der mit Honig gesüßt werden kann.

Weißdornblütentee mit Zimt, Gewürznelken, Vanille
Stangenzimt, Gewürznelken und Vanilleschote werden in kaltem Wasser angesetzt und aufgekocht. Dann werden die Weißdornblüten damit überbrüht. 10 bis 15 Minuten ziehen lassen, abseihen und mit Honig süßen.

Tee aus Weißdorn- und Mädesüßblüten mit Ingwer
In einem Liter kaltem Wasser wird ein Stück zerkleinerte, frische Ingwerwurzel mit einem Esslöffel Mädesüßblüten angesetzt und aufgekocht. Nach dem Kochen gibt man zwei Esslöffel Weißdornblüten dazu. Man kann den Ingwer auch allein aufkochen und Mädesüß und Weißdorn nach dem Kochen hinzugeben. Zehn Minuten ziehen lassen, abseihen und mit Honig süßen.

Kurmäßig lässt sich Weißdornblütentee mit wechselnden Zusätzen vier bis sechs Wochen lang anwenden. Eine Bindung an Jahreszeiten oder Mondphasen besteht nicht.

Kürbiskerne

Die frischen Kerne unseres ganz gewöhnlichen Gartenkürbis haben eine heilkräftige Wirkung auf die Nieren und besonders auf die Nebennieren, über die bei uns wenig bekannt ist. In Indien und auch bei den Indianern Nordamerikas, wo der Kürbis zu Hause ist, gehört ein Tee aus frischen Kürbiskernen zu den heilkräftigsten Getränken. Das ist nicht verwunderlich, wenn man sich ein wenig mit den Inhaltsstoffen der Kürbiskerne beschäftigt, die für unseren Körper und besonders für die Aufrechterhaltung der Nierenfunktionen von Bedeutung sind. Es handelt sich dabei um Vitamine, Mineralstoffe, Enzyme, Eiweiß, Zucker, fettes Öl, Salicylsäure, Zink und viele andere (auch noch unbekannte) in einem ausgewogenen Verhältnis.

Zur Gesunderhaltung und zur Linderung von Beschwerden der Nieren, der Blase und der Harnwege ist

Kürbiskerntee wärmstens zu empfehlen. Die Behauptung, dass dieses Getränk vorzeitiges Altern verhindern kann und ein Verjüngungsmittel ist, ist wahrscheinlich auf das Spurenelement Zink zurückzuführen. Zink wird von den endokrinen Drüsen benötigt und gespeichert, besonders von den Nebennieren, die für unser ganzheitlich gesundes Wohlbefinden sorgen.

Wirkung und Wohlgeschmack eines Kürbiskerntees wird durch Gewürze wie Ingwer, Zimt, Gewürznelken und andere gesteigert. Die medizinischen Eigenschaften dieser Gewürze unterstützen unter anderem die fäulniswidrige Wirkung des Kürbiskerntees im Darm, was indirekt einen sehr positiven Einfluss auf die Nieren hat. Die Gewürze dürfen gern etwas großzügiger verwendet werden, sollten aber nicht reizend, sondern stimulierend wirken.

Kürbiskerntee mit Ingwer

Zutaten: 1 Liter Wasser
2 bis 4 Esslöffel frische, etwas zerkleinerte Kürbiskerne
1 Stück frische, zerkleinerte Ingwerwurzel

Zusätze: Zimtstange, Gewürznelken, Zitronensaft oder Apfelessig, Honig

Zubereitung
Die frischen Kerne werden in kaltem Wasser angesetzt, wenn gewünscht mit einem Stückchen frischer, zerkleinerter Ingwer-Wurzel oder Zimtstange und Gewürznelken, und einmal aufgekocht, bevor man sie 10 bis 15 Minuten ziehen lässt. Zitronensaft oder Apfelessig und Honig eignen sich als Zutaten.

Der Herbst und der Winter, solange frische Kerne zu haben sind (getrocknete Kerne sind nicht wirkungsvoll), ist die Zeit für eine kurmäßige Anwendung von Kürbiskerntee. Eine Kur dauert 10 bis 21 Tage und kann nach einer Pause von etwa acht Tagen wiederholt werden.

Brennnessel

Die Brennnessel ist eine feurige Pflanze. Ingwer unterstützt sie in dieser Eigenschaft. Gemeinsam regen sie das biologische Feuer, den Stoffwechsel, an und bilden eine universelle Medizin, die alle Gewebselemente anspricht – und besonders die Nieren. Diese Medizin hilft den Nieren bei der Reinigung des Blutes sowie bei der Ausscheidung von Ablagerungen, Toxinen und Flüssigkeitsansammlungen, sie löst Stauungen auf und bringt die Körpersäfte zum Fließen.

Diese Vorgänge der Reinigung und Ausscheidung werden von der abnehmenden Mondphase günstig beeinflusst. Die entwässernden Eigenschaften der Brennnessel werden durch Koriander unterstützt, der auf natürliche Weise als alkalisches Diuretikum wirkt. Gemeinsam helfen Brennnessel und Koriander den Nieren bei ihrer Aufgabe, Säuren und Basen auszugleichen und die Flüssigkeit zu regulieren. Die Brennnessel ist reich an aktiven biologischen Wirkstoffen, besonders an Vitaminen, Eisen, Kalium, Kalzium, Kieselsäure und vielen anderen und ergänzt die aufbauenden Fähigkeiten des Koriander.

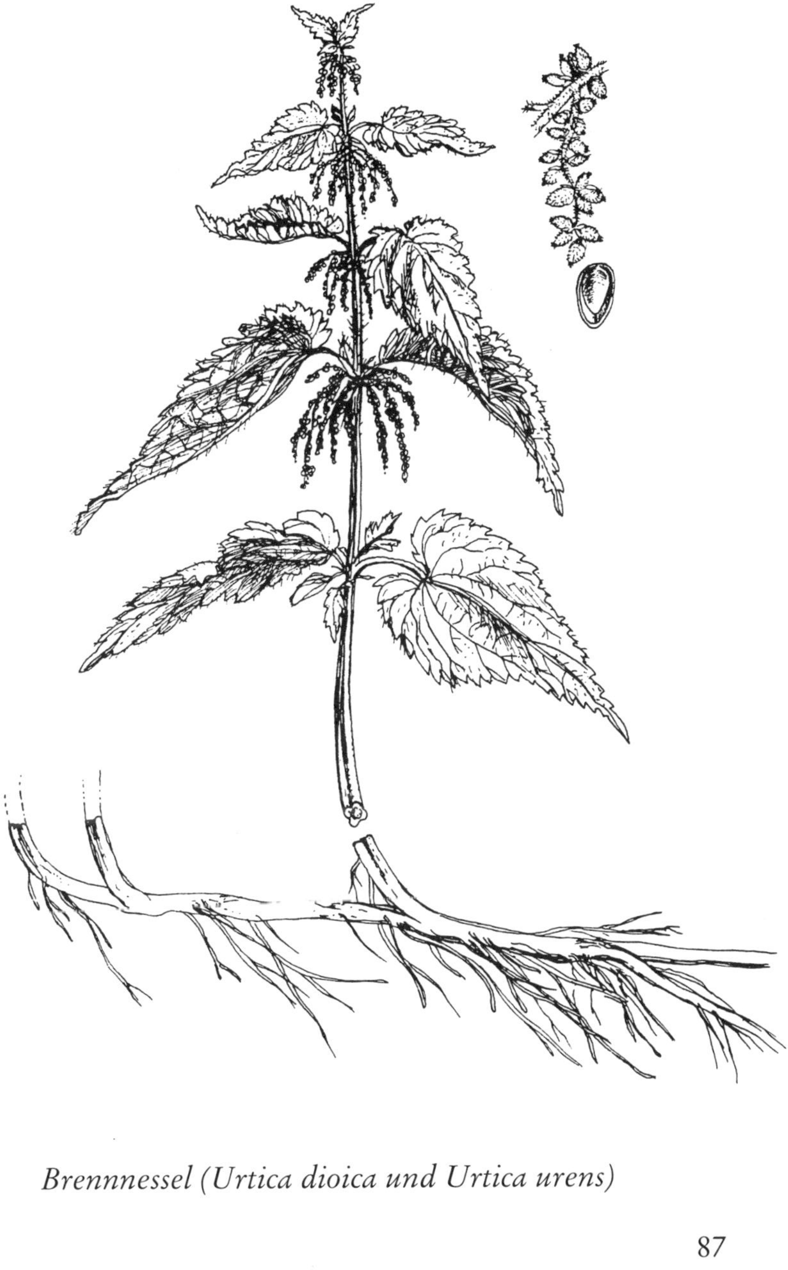

Brennnessel (Urtica dioica und Urtica urens)

Brennnesseltee mit Ingwer

Zutaten: $^1/_2$ Liter Wasser
1 Esslöffel getrocknete oder
2 bis 3 Esslöffel frische, zerkleinerte Brennnesselteile
1 Stück frische Ingwerwurzel

Zusätze: Lorbeerblätter, Honig

Zubereitung
Die zerkleinerte Ingwerwurzel wird (mit Lorbeerblättern) in kaltem Wasser angesetzt und aufgekocht. Dann werden die Brennnesselteile hinzugefügt oder mit dem Ingwertee überbrüht. Zehn Minuten ziehen lassen und abseihen.

Brennnesseltee mit Koriander

Zutaten: $^1/_2$ Liter Wasser
1 Esslöffel getrocknete oder
2 bis 3 Esslöffel frische, zerkleinerte Brennnesselteile
1 Teelöffel zerdrückte Koriandersamen

Zubereitung
Die Brennnesseln werden zusammen mit dem zerdrückten Koriander aufgebrüht. Zehn Minuten ziehen lassen, bevor man abseiht und, wenn gewünscht, mit Honig süßen.

Die Brennnessel passt auch zu allen anderen aufgeführten Pflanzen und Gewürzen. Die regenerierenden Eigenschaften der Brennnessel werden von der zunehmenden Mondphase begünstigt. Eine Kur mit Brennnesseltee sollte vier bis sechs Wochen dauern. An Jahreszeiten ist sie nicht gebunden.

Die kleinen runden **Brennnesselsamen** haben eine besondere Wirkung auf die Nebennieren. Sie enthalten aktive biologische Wirkstoffe und pflanzliche Hormone, die alle Auf- und Abbauvorgänge im Organismus beeinflussen und die Tätigkeit unserer inneren Drüsen anregen, da sie nicht identisch mit menschlichen Hormonen sind. Brennnesselsamen wirken über die Nebennieren regenerierend und Alterungsprozessen entgegen. Brennnesselsamen sind wärmeempfindlich und zum Tee nicht geeignet. Man kann sie über Müsli oder Salat streuen oder einfach einen halben bis einen Teelöffel einnehmen und gut einspeicheln.

Salbei

Salbei ist ein stark antibakteriell wirkende Pflanze, die dem Organismus helfen kann, sich von Substanzen zu befreien, indem sie diese in geeignete Bahnen leitet und zur Ausscheidung bringt. Salbei hemmt die Ausscheidungen über die Haut (Schweißausbrüche, Hitzewallungen und dergleichen) nicht, sondern leitet die Abfallstoffe vor allem über die Nieren ab. Gleichzeitig hat Salbei einen schützenden Einfluss auf unsere Wasserorgane und unterstützt sie in all ihren Funktionen.

Der Ingwer hilft dem Salbei, alle Gewebselemente anzusprechen und den Organismus von Toxinen zu befreien. Koriander als alkalisches, kühlendes Diuretikum hilft bei der Ausscheidung von Substanzen. Lorbeerblätter, Gewürznelken und Zimt haben antiseptische Wirkungen und auch Safran und Kurkuma besondere

Einflüsse auf unsere Nebennieren und alle inneren Drüsen. Zusammen mit dem Salbei fördern sie das freie Fließen von Energien, haben einen direkten Einfluss auf den Hormonhaushalt, auf die „subtile Essenz", das „gute Wasser" unserer Nebennieren. Auch im Ayurveda schreibt man dem Salbei einmalige Fähigkeiten zu, die sich unter dem Einfluss bestimmter Gewürze sowohl im körperlichen als auch im seelischen Bereich intensiv auswirken können. Eine Kur mit Salbeitee sollte nicht länger als 14 Tage durchgeführt werden.

Salbeitee mit Ingwer

Zutaten: 1/2 Liter Wasser
1 bis 2 Teelöffel getrocknete oder
3 bis 4 frische Salbeiblätter, zerkleinert
1 Stück frische Ingwerwurzel, zerkleinert
Honig

Zubereitung
Salbei mit der zerkleinerten Ingwerwurzel in kaltem Wasser ansetzen, langsam erwärmen und genau drei Minuten simmern lassen. Zehn Minuten ziehen lassen, abseihen und mit Honig süßen.

Salbeitee mit Zimt, Lorbeerblättern, Gewürznelken

Zutaten: 1/2 Liter Wasser
1 bis 2 Teelöffel getrocknete oder
3 bis 4 frische Salbeiblätter, zerkleinert
1 Lorbeerblatt
1/2 Zimtstange
2 bis 3 Gewürznelken
Zubereitung wie oben.

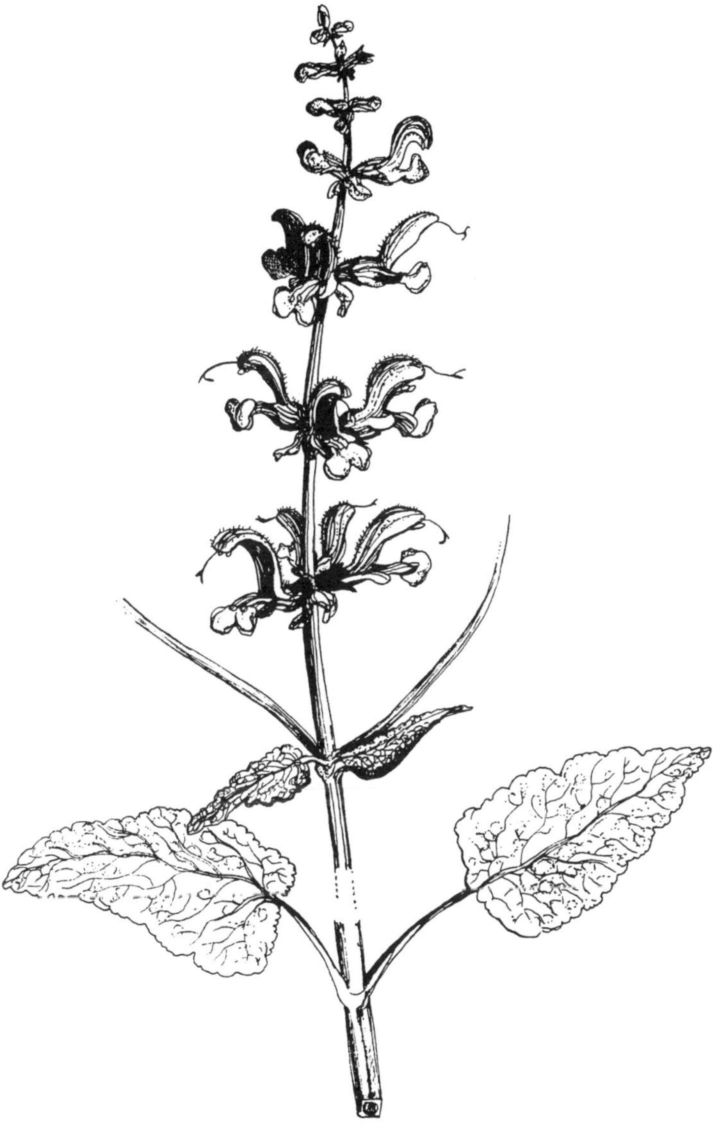

Salbei (Salvia pratensis)

Salbeitee mit Koriander

Zutaten: $^1/_2$ Liter Wasser
1 bis 2 Teelöffel getrocknete oder
3 bis 4 frische Salbeiblätter, zerkleinert
$^1/_2$ bis 1 Teelöffel zerstoßene Koriandersamen

Zubereitung
Salbei wird in kaltem Wasser angesetzt und drei Minuten lang gekocht. Dann fügt man den Koriander hinzu und kocht nicht weiter. Nach zehn Minuten seiht man den Tee ab und süßt ihn, wenn gewünscht, mit Honig.

Salbeitee mit Safran oder Kurkuma
Den Salbei (Menge wie oben) setzt man in kaltem Wasser an, kocht ihn drei Minuten und seiht ihn nach zehn Minuten ab. Dem fertigen Tee setzt man Safran oder Kurkuma in pulverisierter Form zu. Er kann mit Honig und eventuell mit frisch gepresstem Zitronensaft verfeinert werden.

KAPITEL FÜNF
GEWÜRZE FÜR DIE NIEREN

Gewürze enthalten flüchtige ätherische Öle und haben eigene spezifische Heilwirkungen. Ihr Aroma stimuliert unseren Geruchs- und Geschmackssinn, regt die Bildung von Magensäften an und erhöht die Aufnahmefähigkeit des Organismus für heilende Substanzen. Die anschließend aufgeführten Gewürze wirken auf die Nieren, die Blase und die Harnwege, auch über das endokrine System, in dem die Nebennieren eine wichtige Rolle spielen.

Aromatische Gewürze in einem Heiltee können kurzfristig anregend und stärkend auf die Nieren und das Nervensystem wirken. Ihr Einfluss auf die Nebennieren und damit auf viele noch unbekannte Bereiche ist jedoch nicht sofort spürbar. Allerdings sind sie für langfristige und anhaltende Entwicklungen oft von entscheidender Bedeutung.

Ingwer

In Asien gilt Ingwer als universelle Medizin, die alle Gewebselemente ansprechen kann. Die Elemente Luft und Feuer bestimmen die Energetik des Ingwer und damit auch seine Geschmackswirkung. Sie ist scharf, erwärmend, würzig, auch süßlich und kann im Übermaß stark reizend sein. Ingwer kann das biologische Feuer entfachen und damit den Kreislauf und alle Körperfunktionen anregen.

Den Nieren hilft Ingwer bei der Reinigung des Blutes, bei der Flüssigkeitsregulierung und bei der Ausscheidung von Ablagerungen und Toxinen. Aber nicht nur bei der Reinigung der Körpersäfte ist der Ingwer hilfreich, er bringt die Säfte auch zum Fließen, beseitigt Stauungen und löst Blockaden.

Dieses universelle Mittel kann Alterungsprozessen im körperlichen wie im seelischen Bereich entgegenwirken, denn es spricht auch die Nebennieren an, die mit zu den geheimnisvollen Verjüngungsquellen unseres Organismus gehören. In ihren Sekreten, die sie unter anderem an das vegetative Nervensystem abgeben, befinden sich viele lebenswichtige Hormone; im Ayurveda spricht man von *Oyas* (subtiler Essenz), in China vom „guten Wasser".

Ingwer fördert die Bildung dieser „subtilen Essenz", denn er trägt das Prinzip des Lichtes und der Wärme in sich und begünstigt bewusste Wahrnehmung, Klarheit und spirituelles Wachstum. Die subtile Essenz *Oyas* ist die Voraussetzung für die Bildung und Ausschüttung von Endorphinen, den sogenannten Glückshormonen.

Wenn Ingwer als Tee zubereitet wird (mit Zusätzen oder ohne), wird er in kaltem Wasser angesetzt und aufgekocht oder zehn Minuten lang gekocht. Mit Ingwer gewürzte Speisen sind geschmackvoll und werden leichter verdaut.

Zimt

Auch der Zimt gilt in Asien, fast wie der Ingwer, als universelle Medizin. Auf unsere inneren Drüsen, besonders auf die Nebennieren und die Bauchspeicheldrüse, wirkt er vitalisierend, denn auch er trägt das Prinzip des Lichtes und der Wärme in sich und begünstigt die Bildung von *Oyas* und die Ausschüttung von Endorphinen.

Auf die Bauchspeicheldrüse und damit auf den Glukosestoffwechsel hat Zimt einen nicht zu unterschätzenden Einfluss. Auf einen erhöhten Blutzuckerspiegel reagieren unsere Nieren sehr sensibel, unter anderem mit verstärkter Harnausscheidung. Beim Ausgleich von Säuren und Basen, für den die Nieren mit verantwortlich sind, ist Zimt hilfreich, indem er ein alkalisches Milieu schafft.

Zimt gehört zu den wärmenden, sanften Diuretika (entwässernd) mit den Geschmacksrichtungen süß, scharf und zusammenziehend. Seine Energetik wird von den Elementen Feuer, Luft, Wasser und Erde bestimmt. Die Heilkräfte des Zimt wärmen die Nieren und stärken das Herz. Sie wirken antiseptisch und zusammenziehend (adstringierend) auf das Gewebe und erhöhen seine Spannkraft (Blasen-Inkontinenz). Zimt wird in Asien vor allem älteren Menschen empfohlen, besonders älteren Frauen. Sie sollten wenigstens an einigen Tagen im Monat ihren Tee mit Zimt würzen. Zimt gilt auch als Umstimmungsmittel bei schlechter Laune. Bei einfachem Unwohlsein und Depressionen wird er eingesetzt, um das allgemeine Befinden zu harmonisieren.

Wenn ein Tee mit Zimtstangen zubereitet wird, werden diese in kaltem Wasser angesetzt und aufgekocht oder einige Minuten lang gekocht. Pulverisierter Zimt kann dem fertigen Tee in der Tasse zugesetzt werden.

Kardamom

Dieses edle Gewürz ist mit dem Ingwer verwandt und entfaltet in einem Nieren- und Blasentee seine desinfizierenden Eigenschaften. Kardamom hat eine regulierende, entkrampfende und harmonisierende Wirkung auf das Herz und seine besten Freunde, die Nieren. Seine Energetik setzt sich zusammen aus den Elementen Wasser, Erde (süß, lieblich) und Luft, Feuer (scharf, erwärmend). Kardamom trägt, wie Ingwer und Zimt, das Prinzip des Lichtes und der Wärme in sich, das aber von seinen intensiven Beziehungen zum Element Wasser beeinflusst wird.

Die regulierenden, ins Gleichgewicht bringenden Eigenschaften des Kardamom, besonders bei psychosomatischen Störungen wie Angst (zusammenziehend, verkrampfend), Verbitterung und dergleichen, wirken sich in vorherrschend vom Wasserelement beeinflussten Bereichen günstig aus, zum Beispiel in unseren Wasserorganen, den Nieren und der Blase. Auch die Zunge, unser Geschmacksorgan, wird im Ayurveda dem Element Wasser zugeordnet, da nur eine feuchte Zunge schmecken kann. Auf einen verwirrten oder auch verloren gegangenen Geschmackssinn kann Kardamom normalisierend einwirken. Kardamom in pulverisierter Form wird dem fertigen Tee in der Tasse zugesetzt. Kardamomkapseln werden zerdrückt und mit aufgebrüht.

Vanille

Schon die Ureinwohner Mexikos wussten um die wundervollen Kräfte dieses Orchideengewächses. Als „Liebeszauber“ und Balsam für verängstigte Seelen, der das

Herz und seine besten Freunde, die Nieren, liebevoll beruhigend ansprechen kann, wurde das indianische Heilmittel einst hoch geschätzt. Wie mittlerweile wissenschaftlich belegt wurde, übt die Vanille einen sanften Einfluss auf unseren Hormonhaushalt aus, für den unter anderem die Nebennieren verantwortlich sind (Bildung von *Oyas*, Ausschüttung von Endorphinen). Den Nieren hilft sie, indem sie einen neutralisierenden Einfluss auf das Säure-Basen-Gleichgewicht ausübt, was wiederum dem Herzen gut tut.

Ihre Liebhaber kann sie dazu verführen, die Freuden des Lebens zu genießen. Vanille in einem Heiltee ist also auch dann zu empfehlen, wenn man sich einsam und traurig fühlt und etwas mehr Liebe und Geborgenheit braucht. Reizenden Gewürzen wie beispielsweise dem Ingwer kann Vanille Milde verleihen. Vanille kann als Schote mit aufgekocht oder pulverisiert dem fertigen Tee zugefügt werden.

Eine Überdosis Vanille kann giftig sein. Daher ist dieses Gewürz nicht für eine kurmäßige Anwendung geeignet.

Kurkuma und Kanadische Gelbwurz (Golden Seal)

Diese goldgelben Wurzeln wurden von indianischen Medizinmännern als natürliche Antibiotika eingesetzt. Sie brachten die Lichtfarbe Gelb mit den magischen Energien der göttlichen Mutter Erde in Verbindung. Auch in Asien schätzt man das intensive Gelb, denn es symbolisiert Licht, Lebensstrahlung und die Sonne und soll Energiebahnen in den feinstofflichen Bereichen des Körpers öffnen, Blockaden lösen und den Menschen für göttliche Energien empfänglich machen.

Die stark entzündungshemmenden Eigenschaften der Zauberwurzeln werden in Indien mit denen des Kortisons verglichen und man setzt sie bei Vergiftungen und Infektionen ein. Ihre Energetik setzt sich aus den Elementen Luft, Äther, Erde, Feuer zusammen, bitter, adstringierend, scharf. Als Gewürz in Speisen und Getränken helfen beide Gelbwurzarten bei der Eiweißverdauung.

In einem Heilkräutertee für die Nieren trägt Gelbwurz dazu bei, den Harn, das Endprodukt des Eiweißstoffwechsels, aus dem Blut zu filtern, und wirkt Eiweißunverträglichkeiten entgegen, die oft zu allergischen Reaktionen führen. Er fördert außerdem die Durchblutung und die Zellerneuerung und hält das Nierengewebe elastisch.

Kurkuma lässt sich in pulverisierter Form am besten anwenden. Das Pulver wird dem fertigen Tee zugefügt. Eine Überdosierung ist unbedingt zu vermeiden. Nicht angezeigt ist Gelbwurz bei Hepatitis und während der Schwangerschaft.

Lorbeerblätter

Viele alte Aufzeichnungen künden von Erfahrungen mit den heilenden Wunderkräften des Lorbeerbaums. Seinen immergrünen Blättern und seinen Beeren sagte man nach, dass sie vor Geistern und Dämonen schützen, die ansteckende Krankheiten auslösen können. Heute weiß man, dass die aromatischen Lorbeerblätter nicht nur Speisen leichter verdaulich machen, sondern dass sie auch antiseptische, entzündungshemmende und reinigende Eigenschaften haben. Lorbeerblätter sprechen anregend und vitalisierend ganz besonders die Nebennieren an und über diese auch alle anderen inneren Drüsen. Sie sollen der Bildung von Tumoren und Steinen in den Nieren und der Blase entgegenwirken können. Ihre Energetik wird von den Elementen Feuer und Luft (scharf, erhitzend) bestimmt. Einen hilfreichen Einfluss können Lorbeerblätter auch bei Schwellungen und bei der Beseitigung von Flüssigkeitsansammlungen haben.

Lorbeerblätter ergänzen und verstärken die Wirkung aller in diesem Buch aufgeführten nierenwirksamen Heilpflanzen und Gewürze, und sie werden immer in Kombination mit diesen zubereitet. Man sollte sie sparsam, aber häufig einsetzen. Zur Daueranwendung sind sie jedoch nicht geeignet.

Ein bis zwei Lorbeerblätter auf einen Liter Heilkräutertee reichen aus. Man setzt sie in kaltem Wasser an, erwärmt sie langsam und lässt sie einmal aufkochen. Wenn die verwendeten Heilkräuter die gleiche Zubereitung erfordern, können sie zusammen mit den Lorbeerblättern in kaltem Wasser angesetzt werden. Sollen die Kräuter nur aufgebrüht werden, fügt man sie nach dem Kochen zu.

Safran

Safran fördert den Gewebsaufbau im ganzen Körper, auch in den Nieren, in der Blase und in den Harnwegen. Das teure Gewürz hat einen revitalisierenden Einfluss auf alle inneren Drüsen. Indem es die Nebennieren stärkt, führt es dem Organismus neue Energie zu und aktiviert die Lebens- und Selbstheilungskräfte. Die Energetik des Safran wird von allen fünf Elementen, Äther,

Luft, Erde, Wasser und Feuer, bestimmt. Den Nieren kann Safran helfen, das biologische Feuer zu regulieren.

In einem Heiltee wirkt Safran als Katalysator und fördert die Assimilation heilender Substanzen und ihre Aufnahme in das tiefere Gewebe. Sein lebensbejahender, goldener Farbton zaubert Licht und Sonnenschein in jeden Tee. Er vermag dunkle, depressive Stimmungen aufzuhellen und kann verhindern, dass diese „an die Nieren gehen".

Safran wird dem fertigen Tee in der Tasse zugefügt, am besten pulverisiert. Acht bis zehn Tage lang kann er in kleinsten Mengen wirkungsvoll angewendet werden, auch im Wechsel mit anderen Gewürzen. In der lichtarmen Jahreszeit tut Safran besonders gut. Seine anabolischen (aufbauenden) Kräfte werden von der zunehmenden Mondphase wirkungsvoll unterstützt.

Gewürznelken

Diese getrockneten Blütenknospen revitalisieren Nieren und Nebennieren und regen ihre Funktionen an. Sie vertreiben innere Kälte, lösen Stauungen, öffnen Gefäße und helfen den Nieren, körperfremde Stoffe loszuwerden. Sie wirken schmerzstillend, keimtötend und antiseptisch. Ihre Energetik wird von den Elementen Luft und Feuer (scharf, erhitzend) bestimmt. Diese aromatischen Knospen tragen das Prinzip der Kreativität und Aktivität (Energie) in sich. Sie können Potenzen (Lebenskräfte) erzeugen, die im körperlichen und besonders im seelischen Bereich Alterungsprozessen entgegenwirken. Sie fördern die bewusste Wahrnehmung, verleihen unseren Sinnen Klarheit und bringen Körper, Seele und Geist mit sich und der Natur in Einklang.

Ein paar Nelken, die einem Nierentee aufgekocht, mit überbrüht oder pulverisiert in der Tasse zugefügt werden, verstärken und erweitern dessen Wirkung. Ihre volle Heilkraft haben sie allerdings nur, wenn ihr kleines Köpfchen intakt ist, denn ohne Köpfchen sind sie fast wertlos. Ihre Heilkräfte sind zu jeder Jahreszeit und bei jeder Mondphase wirksam.

Cayennepfeffer

Dieses scharfe Gewürz wurde von den Indianern als Feuerfrucht der Sonne bezeichnet. Sowohl in Amerika als auch in Asien hat man seine Schärfe ganz gezielt eingesetzt. Indianische Medizinmänner nutzten die scharfe Feuerfrucht als ganzheitlich „mobilmachendes" Läuterungsmittel. Das Feuer des Pfeffers sollte auch im Organismus ein „Feuer" entfachen und dessen Selbstheilungskräfte anheizen. Das gilt ganz besonders für die Nieren, die zu erhöhter Aktivität angeregt werden und das Blut schneller von fremden Substanzen, Toxinen, Ablagerungen und Flüssigkeitsansammlungen befreien sollen.

Mit der Dosierung ihrer Feuerfrucht sollen die Indianer nicht zimperlich gewesen sein. Im Ayurveda und auch in der traditionellen chinesischen Medizin ist man eher vorsichtig mit „Scharf", dessen Energetik von der Luft und vom Feuer bestimmt wird. Scharf im Übermaß und zu lange angewendet, kann schwächen und Kräfte erschöpfen. Reizende und Schock auslösende Behandlungen sind aber auch in Asien schon sehr lange bekannt.

Cayennepfeffer gilt als natürlicher, nicht ganz ungefährlicher Heiler, bei dessen Anwendung die Konstitution des Menschen berücksichtigt werden muss. Wenn Cayennepfeffer wohldosiert eingesetzt wird, kann die in ihm gespeicherte Sonnenenergie die subtilen Essenzen in den Sekreten unserer inneren Drüsen (Nebennieren) beeinflussen. Eine Prise Cayennepfeffer in einem Nierentee kann eine stark vitalisierende Wirkung auf Nieren und Nebennieren haben, den gesamten Kreislauf anregen und außerdem desinfizierend und keimtötend sein. Je nach Konstitution, Veranlagung und Alter kann man dieses Gewürz einige Tage lang, auch im Wechsel mit anderen Gewürzen, einem Heiltee zufügen.

KAPITEL SECHS
PFLANZENAUSZÜGE MIT ALKOHOL ODER ESSIG

Alkohol kann Heilsubstanzen aus pflanzlichem Material aufnehmen wie kein anderes Lösungsmittel, und alkoholische Pflanzenauszüge (Tinkturen) werden vom Organismus anders aufgenommen und verarbeitet als in Wasser oder Fett gelöste Wirkstoffe. Tinkturen, die mit nierenwirksamen Heilpflanzen und Gewürzen angesetzt wurden, können die Ausscheidung von Schadstoffen über die Nieren und die Harnwege beschleunigen und Stauungen beseitigen. Sie „schüren das biologische Feuer", was bedeutet, dass sie den Stoffwechsel beschleunigen, damit vor allem bei Kälte eine ausreichende Energieversorgung sichergestellt ist. Außerdem regen sie die Bildung von Speichel und Magensäften an, wirken Blähungen entgegen und verkürzen die Wirkungsanlaufzeit heilkräftiger Substanzen.

Zu Elixieren werden Tinkturen unter anderem dadurch, dass man die Heilpflanzen und Gewürze in farbigem Glas sowie mit Edelsteinen oder Edelmetallen ansetzt. Gold (ein Ring oder Kettchen) und die Farben Rot und Gelb haben eine besonders positive Wirkung auf die Nieren. Wenn man kein rotes Glas hat, kann man alternativ durchsichtiges Glas mit rotem Seidenpapier umwickeln. Elixiere sollen eine stark vitalisierende Wirkung auf die Nieren und auf alle inneren Drüsen (u. a. die Nebennieren) haben. Aus der Sicht des Ayurveda fördern Elixiere und Tinkturen eine Erneuerung unseres seelisch-körperlichen Seins und wirken Alterungsprozessen entgegen. Das ist allerdings nur über die Hüter unseres ganzheitlichen Gesundheitszustandes möglich, denn Nieren und Nebennieren gehören zu den Wurzeln unseres Seins. „Nimm Einfluss auf die Wurzeln einer Pflanze und sie wird gesunden", heißt es.

Angewendet werden alkoholische Pflanzenauszüge innerlich und äußerlich, und zwar möglichst als Vorbeugungsmittel nach dem ayurvedischen Leitgedanken „Vermeide die Gefahr, die noch nicht gekommen ist".

Allgemeine Regeln für die Zubereitung

1. Alkohol und auch Essig sind Träger von gelösten Substanzen aus Heilpflanzen und Gewürzen.

2. Auszüge aus frischen Pflanzen sind am heilkräftigsten. Wenn getrocknete Pflanzenteile verwendet werden, sollten diese nicht überaltert sein. Die Pflanzen und Gewürze für alle Zubereitungen sollten selbstverständlich von erstklassiger Qualität sein.

3. Alkoholische Pflanzenauszüge sind sehr lange haltbar, wenn sie dunkel und kühl aufbewahrt werden.

4. Kombinationen sollten möglichst so zusammengestellt sein, dass nur eine oder zwei Pflanzen dominieren; das Gleiche gilt für Gewürze.

5. Mehr als vier oder höchstens fünf verschiedene Zusätze sind nicht angebracht.

6. Wein-Ansätze können nach 24 Stunden abgefiltert werden oder sollten bis höchstens 14 Tage stehen bleiben.

7. Essig-Ansätze sollten wenigstens 14 Tage, können jedoch sehr viel länger stehen bleiben. Essig ist länger haltbar als Wein.

8. Essig und Wein können zu gleichen Teilen gemischt und in ähnlicher Weise mit Heilpflanzen und Gewürzen angesetzt werden.

9. Heil-Wein kann kurmäßig 8 bis 14 Tage lang eingenommen werden und ist in der kühleren Jahreszeit angebracht.

10. Heil-Essig kann kurmäßig etwa vier Wochen lang angewendet werden und ist besonders in der wärmeren Jahreszeit angebracht.

11. Elixiere und Tinkturen werden in den folgenden Rezepten mit 38-prozentigem Alkohol (ein guter Weizen-Doppelkorn) angesetzt.

12. Die Dosierung richtet sich nach der individuellen Konstitution, dem Temperament, dem Alter und so weiter. Beginnen sollte man unter dem angegebenen Maß, um die individuelle Verträglichkeit zu prüfen.

13. Alkoholische Ansätze mit Heilpflanzen stellt man in der Regel in die Sonne.

14. Ansätze mit Gewürzen sollten dunkel stehen.

15. In Asien werden Wurzeln zur Zeit des Neumonds in Alkohol angesetzt und frühestens nach dem Vollmond abgefiltert.

16. Blüten oder Blätter werden möglichst bei Vollmond gepflückt, angesetzt und frühestens nach dem nächsten Vollmond abgefiltert; sie dürfen aber auch länger im Alkohol verbleiben.

17. Honig ist eine Trägersubstanz und sollte vorsichtig im Wasserbad gelöst werden, bevor er endgültig zugegeben wird. Auf nicht wärmegeschädigte Qualität ist zu achten.

18. Pulverisierte Gewürze müssen nicht abgefiltert werden.

19. Heilessig eignet sich hervorragend als äußerliches Einreibemittel, auch mit einem Zusatz von Meersalz.

20. Alle in diesem Buch beschriebenen Heilpflanzen und Gewürze können mit Alkohol oder Essig zubereitet werden.

Weinrezepte

Wacholderwein

Zutaten: 1/2 Liter Apfelwein
2 bis 3 Teelöffel zerdrückte Wacholderbeeren
1 Lorbeerblatt
2 bis 3 Gewürznelken
1 Stück zerkleinerte, ungespritzte Zitronenschale
Honig

Zubereitung
Der Wein wird mit allen Zutaten, außer dem Honig, in ein Gefäß gefüllt und gut verschlossen vier bis vierzehn Tage lang an einem dunklen Ort stehen gelassen. In dieser Zeit wird die Flüssigkeit mehrmals gut durchgeschüttelt und schließlich abgeseiht. Dann erwärmt man etwas Wein, etwa eine halbe Tasse, mit dem Honig im Wasserbad, bis sich dieser gelöst hat, gibt die Mischung zu dem übrigen Wein und schüttelt alles nochmals gut durch. Von dem fertigen Wein nimmt man acht bis zehn Tage lang täglich einen Teelöffel bis einen Esslöffel voll ein.

Nicht anwenden bei Nierenentzündung oder während der Schwangerschaft.

Auf die gleiche Art kann man Weine mit folgenden Zutaten herstellen:

1/2 Liter Apfelwein, 1 Stück frische, zerkleinerte Ingwerwurzel, 1 Zimtstange, 1 Prise Kardamom oder Cayennepfeffer, Honig.

1/2 Liter Apfelwein, 1 Stück zerkleinerte Ingwerwurzel, 1 Esslöffel zerstoßener Koriander, 2 bis 3 Gewürznelken, Honig.

Wein aus Brennnesselsamen mit Gewürzen

Zutaten: 1/2 Liter Apfelwein
2 bis 3 Esslöffel zerstoßene Brennnesselsamen
Safran oder Kurkuma, pulverisiert
(oder ein Stück frische, zerkleinerte Ingwerwurzel und eine Zimtstange)
Honig

Zubereitung
Die Brennnesselsamen werden zwei bis zehn Tage lang im Wein angesetzt. Nach dem Abfiltern wird Kurkuma oder Safran und Honig zugegeben. (Die Brennnesselsamen werden mit Ingwer und Zimt zwei bis zehn Tage lang angesetzt. Der aufgelöste Honig wird nach dem Abfiltern zugesetzt.)

Weißdornwein mit Ingwer

Zutaten: 1/2 Liter Apfelwein
1 Handvoll frische Weißdornblüten und Blätter
1 Stück zerkleinerte, frische Ingwerwurzel
Honig
evtl. pulverisierter Safran oder Kurkuma

Zubereitung
Alle Zutaten, bis auf Honig und Safran oder Kurkuma, werden mit dem Wein gemischt. Dann lässt man das Gemisch fünf bis zehn Tage lang stehen und filtert es ab. Von diesem Wein nimmt man acht bis vierzehn Tage lang täglich drei- bis viermal einen Esslöffel. Die herz-

und nierenstärkende Wirkung wird von der zunehmenden Mondphase günstig beeinflusst.

Labkrautwein mit Zimt und Vanille

Zutaten: $^{1}/_{2}$ Liter Apfelwein
1 Esslöffel getrocknetes oder 2 Esslöffel frisches, zerkleinertes Labkraut
1 Zimtstange
1 Stück Vanilleschote
Honig

Zubereitung
Alle Zutaten mit dem Wein ansetzen, fünf bis zehn Tage lang ziehen lassen und abfiltern. Von diesem Wein nimmt man acht bis zehn Tage lang drei- bis viermal täglich einen Teelöffel bis einen Esslöffel voll ein.

Essigrezepte

Weißdornessig mit Zitronenmelisse

Zutaten: $^{3}/_{4}$ Liter Apfelessig
je eine Handvoll frische zerkleinerte Weißdornblüten, Weißdornblätter und Zitronenmelisse
$^{1}/_{2}$ zerkleinerte, ungespritzte Zitronenschale
Honig

Zubereitung
Alle Zutaten in den Essig geben und mindestens 14 Tage lang stehen lassen (kann in die Sonne gestellt werden). Nach dem Abfiltern dunkel aufbewahren.

Anwendung
Zwei Teelöffel bis einen Esslöffel pro Tag auf eine Tasse abgekochtes Wasser oder Heiltee. Während einer vierwöchigen Kur, die möglichst nach dem Vollmond beginnen und am nächsten Vollmond enden sollte, können pulverisierter Safran oder Kurkuma sowie Zimt oder Cayennepfeffer eine anregende Abwechslung sein. Dieser Essig kann bei psychosomatischen Nieren- und Herzbeschwerden und zur allgemeinen Stärkung sowie äußerlich als Einreibemittel verwendet werden.

Ingweressig mit Gewürznelken und Koriander

Zutaten: 3/4 Liter Apfelessig
1 Stück zerkleinerte, frische Ingwerwurzel
5 bis 6 Gewürznelken
2 Esslöffel zerstoßener Koriander
Honig

Zubereitung wie Weißdornessig, allerdings sollte dieser Ansatz nicht in die Sonne gestellt werden.

Tinkturen

Birken-Ingwer-Tinktur

Zutaten: 1/2 Liter Alkohol, 38 vol. % (Weizen-Doppelkorn)
zwei Handvoll frisches, zerkleinertes Birkengrün
1 Stück frische, zerkleinerte Ingwerwurzel
Safran oder Kurkuma, pulverisiert

Zubereitung
Birkengrün und Ingwer werden mit dem Alkohol in einem Gefäß angesetzt, das gut verschlossen etwa vier Wochen lang dem Licht der Sonne ausgesetzt wird. In dieser Zeit schüttelt man es mehrmals gut durch. Bevor man die Tinktur abfiltert, darf sie noch längere Zeit im Dunkeln stehen. Safran oder Kurkuma werden der fertigen Tinktur beigemischt.

Von dieser Tinktur nimmt man im Allgemeinen drei- bis viermal täglich einen Teelöffel, 14 Tage lang.

Heidelbeer- oder Bärentraubenblätter-Ingwer-Tinktur

Zutaten: 1/2 Liter Alkohol, 38 vol. %
eine Handvoll frische, zerkleinerte oder
1 bis 2 Esslöffel getrocknete
Heidelbeer- oder Bärentraubenblätter
1 Stück frische, zerkleinerte Ingwerwurzel
evtl. 1 Esslöffel zerdrückte Wacholderbeeren

Zubereitung
Alle Zutaten werden mit dem Alkohol gemischt und 24 Stunden ziehen gelassen. Das Gefäß kann in die Sonne gestellt werden. Nach dem Abfiltern wird die Tinktur dunkel aufbewahrt. Man nimmt davon dreimal täglich einen Teelöffel, sechs bis zehn Tage lang. Diese Tinktur ist erwärmend.

Labkraut-Mädesüß-Tinktur

Zutaten: 1/2 Liter Alkohol, 38 vol. %
je einen bis zwei Esslöffel getrocknete oder
die zwei- bis dreifache Menge frische Kräuter
Zimt und Vanille, pulverisiert

Zubereitung
Alle Zutaten bis auf die beiden Gewürze werden gemischt und in einem gut verschlossenen Gefäß drei bis vier Wochen lang in die Sonne gestellt. Nach dem Abfiltern gibt man Zimt und Vanille zu.

Elixiere

Eine Tinktur wird im Wesentlichen dadurch zu einem Elixier, dass man ihr Edelmetalle oder Edelsteine zusetzt. Dabei handelt es sich um Kristallisationen reinster Grundstoffe wie Mineralien und Spurenelemente, die durch feinstoffliche Absonderungen (Farb- und Lichtfrequenzen, Informationen auf höchster Ordnungsstufe) Einfluss auf unsere Lebensenergie haben. Je intensiver dieser Einfluss, desto stärker sind die Resonanzen.

Elixier aus Löwenzahnblüten
Die Löwenzahnblüten werden bei Sonnenschein und möglichst zur Zeit des Vollmonds gepflückt. Man verwendet die ganzen Blüten mit den Körbchen, achtet jedoch darauf, dass die bitteren Stängel nicht dabei sind. Dann zerkleinert man die Blüten, füllt ein weithalsiges Glas zu etwa drei Vierteln damit, füllt mit 38-prozentigem Alkohol auf, gibt etwas Gold dazu (eine Goldperle, einen Ring oder ähnliches) und stellt das Gefäß gut verschlossen etwa vier Wochen lang in die Sonne. Danach wird durch ein Tuch abgefiltert.

Die so gewonnene Flüssigkeit kann nun noch einmal in gleicher Weise mit frischen Löwenzahnblüten angesetzt und vier Wochen lang in die Sonne gestellt werden. Nach dem letzen Abfiltern wird das Gold wieder zugesetzt und zusätzlich ein Bernstein oder eine Prise geriebener Bernstein (Bernstein kann man auf einer Muskatreibe reiben).

Löwenzahnblüten enthalten unter anderem Honig und das Elixier hat ein malzartiges, liebliches Aroma. Von Vorteil ist es, wenn das Elixier ein paar Monate lang ruht. Dadurch wird sein Aroma intensiver. Haltbar ist es viele Jahre lang. Im Rahmen einer Kur nimmt man davon drei- bis viermal täglich einen Teelöffel, und zwar drei bis vier Wochen lang.

Wirkung: Dieses Elixier hat desinfizierende, antiseptische Eigenschaften und übt einen sehr guten Einfluss auf die Körpersäfte Galle, Blut und Schleim aus. Gold und Bernstein erweitern und verfeinern seine Wirkung auf die Psyche und die Nebennieren und sollen Autoimmunkrankheiten günstig beeinflussen können.

Auf die gleiche Weise kann man die Wurzeln und die Blattrosette des Löwenzahns (vor der Blüte) zubereiten. Für dieses Elixier genügt ein Ansatz. Es wirkt auf den Stoffwechsel, das Drüsensystem, die Nebennieren und die Bauchspeicheldrüse. Wenn es mit zerdrückten Wacholderbeeren angesetzt wird, hat es durch deren entwässernde Eigenschaften einen stärkeren Einfluss auf die Nieren.

Brennnesselelixier mit Wacholder

Die ersten grünen Triebe der Brennnessel werden mit den Wurzeln gesammelt, gut gereinigt, zerkleinert und mit 38-prozentigem Alkohol wie oben beschrieben angesetzt. Ein Ansatz genügt. Dieses Elixier wirkt entwässernd. Es regt die Nierentätigkeit an und hat Einfluss auf alle inneren Drüsen.

Elixier aus Brennnesselsamen

Zerstoßene Brennnesselsamen werden mit einem Lorbeerblatt und 3 bis 4 Gewürznelken oder mit Ingwer und Zimt oder mit Wacholderbeeren in 38-prozentigem Alkohol angesetzt wie oben beschrieben. Ein Ansatz genügt. Der pulverisierte Safran wird nach dem Abfiltern zugesetzt. Honig kann, wenn gewünscht, ebenfalls zugefügt werden. Dieses Elixier wirkt erneuernd und verjüngend auf das endokrine Drüsensystem und damit auf den Hormonhaushalt. Die Wirkung wird von der Auswahl der Gewürze mit beeinflusst. Wacholder oder Koriander verstärken den Einfluss auf Nieren, Blase und Harnwege.

KAPITEL SIEBEN
ENERGETISIERTES WASSER

Was könnte sich in unserem Organismus mächtiger auswirken als das Element, aus dem wir zu 70 bis 80 Prozent bestehen? Reines Wasser kann besonders auf die Nieren, die ja Wasserorgane sind, eine enorme Heilwirkung haben. Dabei spielt die Qualität und die Temperatur des Wassers eine ebenso große Rolle wie seine Funktion als Träger lebenswichtiger Stoffe und Informationen.

Die Praxis, Wasser durch Zugabe von Metallen, Edelsteinen und Farbe zu energetisieren, hat eine jahrtausendealte Tradition in allen Kulturen unserer Erde. Energetisiertes Wasser löst Resonanzen aus, die ebenso lautlos und unsichtbar sind wie viele andere Vorgänge, die in jeder Sekunde völlig autonom in unserem Organismus ablaufen. Unsere Körperzellen (wir bestehen aus einem Universum von Zellen, Molekülen und Atomen) werden auf einer subtilen Ebene zur Neubildung und Regeneration angeregt, die Organe verjüngen sich und das wirkt sich ganz besonders auf unsere Nieren aus.

Wunderheilmittel für kranke Nieren kann es nicht geben, aber eine ganzheitliche Heilspflege, zu der auch die Gabe von energetisiertem Wasser gehört, kann bewirken, dass sich kranke Nieren vollständig regenerieren (wie mir in Indien von ärztlicher Seite versichert wurde). In welchem Maße diese Erneuerung stattfindet, können wir selbst bewusst und gezielt beeinflussen.

Ein nach persönlichen Bedürfnissen zubereitetes energetisiertes Heilwasser kann unseren Organismus zwar nicht ausreichend mit lebensnotwendigen Mineralstoffen und Spurenelementen versorgen (dafür ist die Pflanzenwelt zuständig, die Vitalstoffe aus Erde, Luft, Licht und Sonne für uns aufarbeitet), aber es kann heilende Energien abgeben, negative Energien anziehen und Resonanzen auslösen, die auf elektromagnetische Vorgänge im Körper einwirken, um so wiederum körpereigene Regulationssysteme zu stimulieren. Diese Wirkungen sind zwar nicht messbar (genauso wenig wie die der Bachblütentherapie oder der Homöopathie), aber sie sprechen für sich.

Zubereitungsmethoden

Die erste und einfachste Methode

Man legt am Abend ein Stück Gold oder Silber (in Indien werden Edelmetallperlen verwendet) oder einen Edelstein in ein mit Wasser gefülltes Glas (frisches Quellwasser oder abgekochtes Trinkwasser) und lässt es über Nacht zugedeckt stehen. Am nächsten Morgen vor dem Frühstück trinkt man das Wasser leicht angewärmt auf einmal – oder in kleinen Schlucken über den Tag verteilt.

Die zweite Methode

Man legt das Gold, das Silber oder den Edelstein am Morgen in ein durchsichtiges oder farbiges Glas (es kann auch ein mit farbigem Seidenpapier umwickeltes Glas sein), das mit Wasser gefüllt ist. Dieses Glas stellt man mindestens fünf Stunden lang in die Sonne, bevor man es trinkt.

Von den Farben Rot, Orange und Gelb profitieren die Nieren, die Nebennieren und das vegetative Nervensystem am meisten. Rote Farbschwingungen fördern die Durchblutung und die Aktivität. Orange hat eine ähnliche Wirkung wie Rot. Gelb, die Farbe der Sonne, wirkt belebend, steigert die Energie und hat Einfluss auf das Nerven- und Drüsensytem.

Die dritte Methode

Gold oder Silber werden in kaltem Wasser angesetzt und zehn Minuten lang gekocht (leicht simmern lassen). Edelsteine können, wenn gewünscht, nach dem Kochprozess hinzugefügt werden. Dieses Wasser kann über den Tag verteilt heiß oder kalt getrunken werden.

Mit der vierten Methode wird ein energetisiertes Gold- oder Silberelixier hergestellt.

Gold oder Silber wird in einem halben Liter kaltem Wasser angesetzt und so lange langsam gekocht, bis die Hälfte des Wassers verdunstet ist. Von diesem Elixier sollte man zwei- bis viermal täglich einen Teelöffel voll einnehmen. Bei der Dosierung sind Konstitution, Temperament, Alter und individuelle Veranlagung zu berücksichtigen. Bei einer Kur mit diesem Elixier sollten die Jahreszeiten und die Mondphasen beachtet werden, um eine optimale Wirkung zu erreichen.

Silberelixier ist zur Zeit des Vollmonds und im Hochsommer angebracht, wenn aktive elektrische Energien zu einseitig walten. Dann können Ruhelosigkeit, Gereiztheit, stressbedingte Verkrampfungen, Schlaflosigkeit und dergleichen mehr günstig damit beeinflusst und ausgeglichen werden. Silberelixier ist ein nervenberuhigendes, kühlendes Tonikum. Es tut den Nieren und den Nebennieren gut, indem es sie schützt und stärkt, damit sie ihre für uns so lebenswichtige Aufgabe erfüllen können.

Goldelixier, das die Kraft der Sonne in sich birgt, kann bei Neumond und in der lichtarmen Zeit des Winters ein Segen bringendes Tonikum sein. Auf der körperlichen wie auf der seelischen Ebene vertreibt es innere Kälte und Depressionen. Liebevoll wärmt es unser Herz und dessen beste Freunde, die Nieren.

Metalle und Edelsteine sollten vor der Zubereitung gereinigt werden. Metall wird zum Reinigen ein wenig angewärmt und mit Sesamöl oder Ghee (Butterschmalz) eingerieben. Danach taucht man es in warmes Salzwasser (mit Steinsalz). Edelsteine werden nur in warmes Salzwasser (Steinsalz oder Meersalz) gelegt. Metalle und Steine werden nach der Reinigung mit Seidentüchern poliert und anschließend in Samt oder Seide gewickelt, bis sie gebraucht werden.

Goldwasser

Als lebendiges, heilbringendes Goldwasser galt seit Urzeiten in vielen Kulturen das Wasser jener Bäche und Flüsse, in denen Gold gefunden wurde. In Tibet und Indien, bei den Inkas und Azteken, bei den Ägyptern und Römern war „Wasser", das über das göttlichste aller Metalle floss, sogar „heilig", denn es wurde mit dem „großen Geist", mit den Göttern, mit höheren Mächten und der lebensspendenden reinen Energie der Sonne in Verbindung gebracht.

Da Goldwasser direkt aus der Natur nicht immer und überall zur Verfügung stand, stellte man es auch her, indem man Gold mit lebendigem Quellwasser in durchsichtigem oder farbigem Glas der Sonne aussetzte, zu bestimmten Zwecken auch zusammen mit ausgewählten Edelsteinen oder heilenden Pflanzen.

Goldwasser ist ein energiereiches Getränk, das mit seiner ganzheitlich aktivierenden Heilwirkung besonders die Nieren als Hüter unserer Gesundheit unterstützen kann, indem es ihnen hilft, krankmachende Unausgewogenheiten auf der körperlichen wie auf der seelischen Ebene zu neutralisieren.

Mit seinen feinstofflichen Schwingungsfrequenzen spricht Goldwasser auch die Nebennieren an und steigert die Qualität ihrer Sekrete, die unter anderem entzündungshemmend und antiallergisch sind und einen aktiven Einfluss auf den Kalium-, Natrium- und Eiweißstoffwechsel ausüben.

Gold symbolisiert seit Menschengedenken Werte wie Gesundheit, Reichtum und Glück, ja Unvergänglichkeit, Selbstbewusstheit und Standfestigkeit. Als Spurenelement im Körper fördert es die Regeneration und Verjüngung, wirkt dem organischen Verfall und ganz allgemein dem Alterungsprozess entgegen.

Silberwasser

Silber ist ähnlich wie Gold ein wichtiges, verjüngendes Spurenelement. Im Gegensatz zu Gold, das wärmend wirkt und Pingala (den rechten Energiekanal) und den Sympathicus aktivierend anspricht, hat Silber jedoch kühlende, zur Besinnung anregende Eigenschaften. Silberwasser beruhigt die Gefühle, klärt den Geist, verbreitet Zufriedenheit, schützt vor Übermut und vor schneller Verausgabung der Kräfte und spricht Ida (den linken Energiekanal) und den Parasympathicus an.

Den Nieren hilft es bei der Regulierung des Flüssigkeitshaushaltes und beim Ausgleich von Säuren und Basen. Es schützt vor Übersäuerung der Körpersäfte und normalisiert die notwendige Absonderung von benetzenden Körpersekreten wie Speichel, Tränen und Schweiß. Auf psychosomatische Stauungen und Blockaden kann Silberwasser entkrampfend und lösend wirken. Silberwasser fördert Besonnenheit, wenn einseitig waltende elektrische Energien unsere Kräfte erschöpfen, und bringt uns und die Hüter unserer Gesundheit in Harmonie mit der Natur.

Versteinertes Holzwasser

Versteinertes Holz gehört zur Familie der Quarze, deren Grundbaustein Silizium ist. Das schönste versteinerte Holz, das in vielen kräftigen Farben leuchtet, findet man in Arizona, USA. Ausgesuchte Stücke dieses versteinerten Holzes gehörten zu den kostbarsten heiligen Schätzen der Indianer, die zu Heilzwecken verwendet wurden. Dazu erwärmte man sie, übergoss sie mit warmem, lebendigem (als lebendig galt bewegtes, fließendes) Wasser, ließ es einige Stunden, oft aber auch sehr viel länger in der Sonne stehen.

Meine Freundin Neva, die als weiße Ärztin drei Jahre lang in einem Indianerreservat mit Medizinmännern zusammengearbeitet hat, berichtete mir von den erstaunlichen Heilerfolgen mit versteinertem Holzwasser. Es wird nach wie vor genutzt, um körperlich gesund und geistig munter zu bleiben und „steinalt" zu werden. Bei Kindern und Jugendlichen soll es gesundes Wachstum fördern und außerdem für die Elastizität und Beweglichkeit des gesamten Knochensystems sorgen. Außerdem soll es in der Lage sein, alle Abnutzungs- und Wiederaufbauvorgänge im Organismus ausgleichend zu beeinflussen.

Um ein Elixier aus versteinertem Holz (urzeitliche Mammutbäume, Kiefern, Pinien) herzustellen, werden die „Holzsteine“ mit frischen Pflanzenteilen der Bäume (ohne den Baum zu schädigen, denn „Leiden erzeugt Leiden“), ihrem Holz, ihren Zweigen, ihrer Rinde, ihren Blättern und Wurzeln verarbeitet. Das Harz der Bäume wird besonders hoch geschätzt. Es löst sich zwar nicht in Wasser, gibt aber seine heilenden Kräfte an das Wasser ab.

Neva wusste zu berichten, dass so ein Elixier das Blutbild wesentlich verbessern kann, da es einen heilenden Einfluss auf das Knochenmark hat, das unter anderem für die Bildung roter Blutkörperchen und bestimmter Sorten der weißen zuständig ist. Es soll dem Menschen die Kraft geben, sich gegen alles ihn anfechtende Ungemach zu wehren. Dazu braucht man eine stolze aufrechte Haltung – einen gesunden Knochenbau.

In der traditionellen chinesischen Heilkunde, in der die fünf Hauptorgane unseres Körpers mit den fünf Naturelementen in Beziehung gebracht werden, ordnet man dem Element Wasser die Nieren und dem Element Holz die Knochen zu. Wasser (Nieren) ernährt Holz (Knochen). Wasser (Nieren) schützt Holz (Knochen) vor dem Element Feuer.

Auch im Ayurveda werden die Nieren dem Element Wasser zugeordnet und es wird davon ausgegangen, dass die Nieren einen besonderen Einfluss auf das Wachstum und die Regeneration der Knochen, des Knochenmarks und der Wirbelsäule haben.

Bernsteinwasser

„Jede Krankheit ist auf Lichtmangel in den Zellen zurückzuführen", sagt Professor Dr. F. A. Popp. Als Speicher der Sonnenenergie hat der Bernstein eine unmittelbar aufhellende und stärkende Wirkung auf die menschliche Psyche. Besonders in der dunklen, kalten Jahreszeit leiden viele Menschen unter Depressionen und Lustlosigkeit, die durch Lichtmangel verursacht sind. Manche neigen dann dazu, mehr zu essen, vor allem mehr Süßigkeiten. Die dadurch verursachte Gewichtszunahme kann die depressive Stimmung noch vertiefen und beides hat außerdem eine dämpfende Wirkung auf die Abwehrkräfte unseres Körpers, macht anfällig für Infektionen und kann damit buchstäblich „an die Nieren gehen".

Seine volle Heilkraft kann der Bernstein nur entfalten, wenn er im Einklang mit dem Geschehen in der Natur angewendet wird. Die Wirkung keines anderen Steins ist so eindeutig und offensichtlich mit den wechselvollen Rhythmen der Jahreszeiten und Mondphasen verknüpft.

Ganz besonders in den lichtarmen Wintermonaten und bei Neumond wirken die aktiven elektrischen Energien des Bernsteins nicht nur ausgleichend auf Körper, Seele und Geist, sondern auch vitalisierend auf die Nieren und Nebennieren und von da aus auf alle Bereiche, für deren Gesundheit die Nieren mitverantwortlich sind.

KAPITEL ACHT
WIE UNSERE NAHRUNG DIE NIEREN BEEINFLUSST

Wahrscheinlich hat es noch nie in der Geschichte der Menschheit ein so reichliches Nahrungsangebot gegeben wie wir es heute haben, und das zu jeder Jahreszeit. Dennoch oder vielleicht gerade deswegen sollte man heute mehr über Nahrungsmittel und Ernährung wissen als in früheren Zeiten, denn die meisten unserer heutigen Zivilisationskrankheiten sind ernährungsbedingt, also buchstäblich angegessen.

Wir leben ja bekanntlich nicht von dem, was wir zu uns nehmen, sondern von dem, was unser Körper aufnehmen und verwerten kann. Obwohl unser Magen voll ist, bleibt unser Organismus oft unterversorgt, denn seine wahren Bedürfnisse werden nicht befriedigt. Um vitalstoffarme, denaturierte Nahrung oder rein chemische Isolate wie beispielsweise weißen Fabrikzucker verdauen zu können, braucht der Organismus Vitalstoffe aus dem eigenen Körperhaushalt, zum Beispiele Vitamine des B-Komplexes, Kalzium und andere. Damit der Stoffwechsel ablaufen kann, muss also irgendwo im Organismus ein Abbau stattfinden und so entsteht unter anderem jener chronische Vitalstoffmangel, der heute so weit verbreitet ist.

Diese chronische Unterversorgung unseres Organismus schwächt unser Immunsystem und alle Organe, und geschwächte Organe sind den Belastungen unserer modernen Welt immer weniger gewachsen. Viele moderne Gesundheitsstörungen oder Krankheiten sind Dank der modernen Medizin keine lebensbedrohlichen

Infektionen (durch Viren oder Bakterien verursacht) mehr, sondern „Krankheiten mit unbekannter Ursache“. Sie äußern sich in Nierenversagen, Autoimmunerkrankungen, Herz- und Kreislaufbeschwerden, Schlaganfall, vielen Krebsarten und anderen Störungen.

Wir alle wissen, dass unsere Nahrungsmittel zum Teil manipuliert und denaturiert sind und dass sie mehr und mehr Substanzen enthalten, die unserem Organismus neu und damit fremd sind. Unser Körper ist nicht unbedingt auf dieses „Fremde“ und „Neue“ eingestellt und außerdem ist es möglich, dass diese fremdem und neuen Stoffe auch noch unnatürliche, toxische Verbindungen eingehen.

Ja, unser Immunsystem, zu dem auch unsere Nieren gehören, kann diese „Neuen“ nur sehr schwer – wenn überhaupt – erkennen und daher können sie empfindlich störend in die biochemischen Prozesse im Körper eingreifen. Unsere Vorfahren haben sich seit Urzeiten im Wesentlichen von Früchten, Gemüse, Getreide und Wildfleisch ernährt. Diese Nahrung enthält fast alle Stoffe, die unser Organismus braucht. Seit etwa hundert bis hundertfünfzig Jahren ernähren wir uns vorwiegend von wärmebehandelten, homogenisierten und pasteurisierten Milchprodukten, von denaturiertem, stärkehaltigem Getreide, raffiniertem Zucker, chemisch veränderten Ölen und fettreichen Fleischsorten, die überwiegend gesättigte Fettsäuren enthalten. Dazu kommen Pestizide und Chemikalienrückstände von Pflanzenschutzmitteln und aus der Weiterverarbeitung von Nahrungsmitteln und dergleichen mehr.

Allmählich wird immer lauter die Frage gestellt, ob unsere heutige Nahrung für das verstärkte Auftreten von Störungen und Krankheiten mit ungeklärter Ursache mitverantwortlich ist. Die Nahrung liefert wie eh und je die biochemischen Substanzen, die unseren Körper durchlaufen. Durch Veränderungen in der naturgegebenen Struktur von Grundstoffen entstehen jedoch neue chemische Arten, mit denen unser Organismus nicht vertraut ist und die er kaum erkennen kann. Diese neuen, körperfremden Substanzen, ganz besonders gewisse fremde Proteine, weisen eine den Eigenproteinen genügend ähnliche Struktur auf, was nicht nur bedeutet, dass unser Immunsystem sie nicht als fremd erkennt, sondern sogar bedeuten kann, dass es Eigenproteine mit ihnen verwechselt. Das kann zur Folge haben, dass unser Immunsystem gegen sich selbst aktiv wird. Von diesen Vorgängen, die unterschiedliche, verheerende Auswirkungen auf den ganzen Körper haben können, bleiben unsere Nieren natürlich nicht verschont, denn immerhin haben sie unter anderem die wichtige Aufgabe, das Blut zu reinigen, es von Ablagerungen, Schlacken und Harnstoffen zu befreien und diese neuen Fremdsubstanzen mit zu bewältigen. Sind die Hüter unserer Gesundheit allerdings selbst durch jahrelangen Konsum vitalstoffarmer und denaturierter Nahrung, durch Rauchen, Tabletten oder Alkoholmissbrauch und dergleichen geschwächt, sind sie damit weit überfordert. Als Reaktion auf so viel Unordnung im Körperhaushalt entstehen gesundheitliche Störungen und Krankheiten mit unbekannter Ursache, die sich je nach Konstitution, Veranlagung und Alter unterschiedlich auswirken.

Wir haben also Grund genug, unseren Nieren zu helfen, sich selbst zu helfen. Funktionstüchtige, leistungsfähige Nieren sorgen für Ordnung in unserem Körper und helfen unserem Immunsystem, „Körperfremdes“ als solches wahrzunehmen und abzuwehren. Es gilt also, die schon genannten potentiell problematischen

Nahrungsmittel nach Möglichkeit zu meiden und bevorzugt natürliche, frische, vitalstoffreiche Lebensmittel zu sich zu nehmen.

Wenn es um Richtlinien für eine gesunde Ernährung geht, können wir uns zum Beispiel auf Dr. Bircher-Benner, Prof. Dr. Kollath (*Die Ordnung unserer Nahrung: Lasst unsere Nahrung so natürlich wie möglich*) sowie auf Dr. M. O. Bruker (*Unsere Nahrung, unser Schicksal* u. a.) beziehen, deren Aussagen zu diesem Thema auf wissenschaftlich nachgewiesenen Fakten basieren.

Angesichts des reichhaltigen Nahrungsangebot, das uns heute zur Verfügung steht, muss man zwar einerseits sorgfältig auf Qualität achten, kann aber andererseits die von den genannten Ärzten empfohlene Ernährung vielseitiger und wohlschmeckender realisieren als jemals zuvor. Zu berücksichtigen sind selbstverständlich immer die individuelle Konstitution, die Veranlagung und das Alter – in ganz ähnlicher Weise wie wir der jeweiligen Mentalität und den unterschiedlichen Bedürfnissen der Menschen in verschiedenen Ländern Rechnung tragen. Auch das Klima und viele andere Umstände spielen hier eine wesentliche Rolle.

Aber als Menschen, ganz gleich in welchem Erdteil wir geboren wurden, haben wir eines gemeinsam: Wir sind ein Teil der Natur. Daher kann die Nahrung, die für uns heilsam ist, nur aus der Natur kommen und nicht von denaturierten Lebensmitteln. Hippokrates, der berühmte Arzt des Altertums, sagte: „Lass deine Nahrungsmittel deine Heilmittel sein und deine Heilmittel deine Nahrungsmittel." Und Goethe sagte: „Die Natur hat immer recht. Die Fehler und Irrtümer sind immer die des Menschen."

Wo Ananasstauden wachsen, müssen eigentlich keine gezuckerten Ananas in der Dose angeboten werden. Ein

Naturheilmittel kann die Ananas und jede andere Frucht ohnehin nur in naturbelassener Form sein. Hier bei uns im kühlen Norden bereichern Südfrüchte den Speisezettel und bringen Sonne in den Winter, aber nur wenn sie naturbelassen sind. Wir brauchen, um unserem Klima widerstandsfähig gewachsen zu sein, vor allem Getreide. Unsere Körnerfrüchte enthalten in konzentrierter Form alle Grundstoffe, die unser ganzheitlicher Organismus und besonders unsere Nieren zum Aufbau und zur Aufrechterhaltung brauchen. Außerdem tut es den Nieren gut, wenn ein Drittel der täglichen Nahrung aus frischer Kost besteht. Bei Beschwerden sollte der Anteil noch erhöht werden.

Im Ayurveda heißt es: „Früchte sind die besten Freunde des Menschen, denn sie enthalten lebendiges Wasser." Obst und Gemüse sind außerdem vitalstoffreiche Anregungs- und Ausscheidungsmittel. So unterschiedlich Früchte überall auf der Welt auch sein mögen, sie enthalten alle für unseren Körper und seine Hüter lebendiges Wasser.

Eine weitere sehr aussagekräftige asiatische Weisheit besagt, dass eine liebevolle Zubereitung der täglichen Nahrung wie beispielsweise schonendes Dünsten oder Backen nicht nur deren Aufnahme und Verwertung verbessert, sondern auch mit Kultur zu tun hat und einen bedeutenden Einfluss auf die geistige Einstellung des Menschen ausübt.

Rezeptvorschläge möchte ich hier nicht machen, aber ich möchte versuchen, die Aufmerksamkeit auf Allgemeingültiges zu lenken. In allen alten Kulturen der Welt spielen die Geschenke der Natur, unserer Mutter Erde, eine bedeutende Rolle. Sie wecken unsere Lebenskraft und werden jedem Menschen in seiner Einzigartigkeit gerecht. Wenn wir uns beispielsweise eine Pflanze anschauen, so ist sie einzigartig wie jeder von uns. Grün ist der Schoß unserer Mutter Erde, sagten die Indianer. Grün birgt unser Heil und unsere Gesundheit, denn Grün trägt das Gold der Sonne und das tiefe Blau des Himmels als unsichtbare, nicht benennbare Kräfte in sich. Harmonie, Ordnung und Hilfe gegen die Unordnung der Zeit liegt im Grün der Natur verborgen.

KAPITEL NEUN
ÄUSSERLICHE ANWENDUNGEN UND KÖRPERÜBUNGEN

Warum Fußpflege auch Nierenpflege ist

Nicht ohne Grund verwendete man in vielen alten Kulturen viel Zeit und Aufmerksamkeit auf die Pflege der Füße, denn der Zustand der Füße und der dort liegenden Nervengruppen hat einen oft unterschätzten Einfluss auf bestimmte Organe, die wiederum mit bestimmten Sinnen in Verbindung stehen. Wenn wir unsere Füße vernachlässigen, so hat das in erster Linie Auswirkungen auf die Nieren, dann aber auch auf die Ohren und schließlich auf die Nase und die Augen.

In der Mitte der Fußsohle liegt ein Nervenknotenpunkt, der gleichzeitig einer der wichtigsten Akupunkturpunkte der traditionellen chinesischen Medizin ist und auch „sprudelnde Quelle" genannt wird. Die Schmerz- und Druckempfindlichkeit der „sprudelnden Quelle" kann Auskunft über den Zustand der Nieren geben. Stimulierende Massagen an dieser Stelle (die übrigens auch N1 genannt wird, weil hier der Nierenmeridian beginnt), sowie Wärmebehandlungen und Einreibungen wirken sich wohltuend auf Nieren und Sinnesorgane aus.

Der Zustand der Füße wird auch mit geistigem Hören und Unterscheidungsvermögen in Verbindung gebracht. Kalte, feuchte und schlecht durchblutete Füße werden oft nicht bewusst wahrgenommen und lassen Unwohlsein und schlechte Laune aufkommen. Je nach Temperament haben sie Trägheit oder Aggressivität zur Folge. Es kommt dann auch vor, dass Gehörtes missverstanden und anders aufgenommen wird, als es gesagt oder gemeint war.

Ständig kalte Füße und feuchte Hände können auf geschwächte Nebennieren hinweisen. Sie können aber auch für diese Schwäche verantwortlich sein. Erste Anzeichen für eine Nierenschwäche sind Ansammlungen von Toxinen an Schwachstellen des Organismus. Besonders gefährdet sind die Bereiche um die großen Zehen (hier zeigen sich die Probleme zum Beispiel in einer Verhärtung und/oder Farbveränderung des Zehnagels) und um die Ohren.

Niemals sollte man sich mit kalten Füßen zum Essen hinsetzen und erwarten, dass die heiß eingenommene Mahlzeit die Füße erwärmt. Wenn sie das tut, geschieht dies auf Kosten des biologischen Feuers. Die Nahrung wird nicht entsprechend verdaut, aufgenommen und verwertet und es entstehen Toxine, die bewältigt werden müssen. Anders als eine Mahlzeit ist ein heißes Getränk durchaus in der Lage, unseren ganzen Köper zu durchwärmen, auch die Füße. Ein warmes Fußbad vor einer Mahlzeit wäre optimal. Leider kann man nicht überall und zu jeder Zeit ein Fußbad nehmen, wohl aber kann man kalte Füße von feuchten Strümpfen befreien, bevor man mit dem Essen beginnt. Eine kleine Streichelmassage und trockene, saubere Strümpfe beschleunigen den Blutumlauf, fördern die Porentätigkeit und steigern das Wohlbefinden.

Jede kleine Aufmerksamkeit, die wir unseren Füßen schenken, kann eine wahre Wohltat für den ganzen Körper sein und die Entstehung vieler Störungen verhindern. Eine Freundin von mir, die jahrelang unter quälenden Nieren- und Blasenbeschwerden und fast schon chronischen Schleimhautentzündungen litt, hat heute immer ein Paar Strümpfe zu Wechseln in ihrer Handtasche. Wo immer sie ist, findet sie eine Möglichkeit, ihre Strümpfe zu wechseln und ihre Fußsohlen mit einem ätherischen Öl zu erfrischen. Ihre Beschwerden ist sie vollständig losgeworden – und sie ist kein Einzelfall.

Achten Sie bei der Auswahl Ihrer Fußpflegemittel auf die Inhaltsstoffe. Mineralöle (wie Vaseline oder Melkfett), die von der Haut nicht aufgenommen werden, verstopfen die Poren und verhindern die Ausscheidung der Säuren, die über die Fußsohlen abgesondert werden. Auch synthetisch hergestellte ätherische Öle sind zur Fußpflege ungeeignet. Empfehlenswert und wohltuend sind hochwertige ätherische Öle und pflanzliche Basisöle. Ich nehme am liebsten Mandelöl und Sesamöl sowie südaustralisches Eukalyptusöl. Auch Puder wie Talkum, Borax oder Natron kann manchmal angebracht sein.

Wasseranwendungen nach Sebastian Kneipp sind ebenfalls hervorragend geeignet, um die Durchblutung der Füße anzuregen. Dazu gehören Barfußlaufen, Tautreten und viele andere. Das alte Sprichwort *Kopf kalt und Füße warm macht den besten Doktor arm* ist heute noch genauso aktuell wie früher. Funktionstüchtige, aktive Nieren und sorgfältig gepflegte Füße bieten nach wie vor den beste Schutz gegen viele Zivilisationskrankheiten, zu denen auch psychosomatische Störungen gehören.

Kompressen

Die folgenden äußerlichen Anwendungen fördern die Durchblutung von Nieren und Nebennieren und bewirken, dass diese besser mit Vitalstoffen versorgt und von Ablagerungen befreit werden. Gleichzeitig werden auch die Energie-Leitbahnen (Meridiane, Nadis) von Stockungen und Stauungen befreit, was zur Folge hat, dass die Energie wieder frei und ungehindert fließen kann. Weitere angenehme Nebenwirkungen: Seelische Verkrampfungen werden gelöst, Klarheit und Konzentration werden gefördert, die Bildung und Ausschüttung von Hormonen (u. a. von Endorphinen, den so genannten Glückshormonen) wird angeregt, was zur Folge hat, dass schlechte Laune und sogar Depressionen verschwinden und dass sich das Licht der inneren Sonne ausbreitet.

Diese Anwendungen sollte man an sich selbst durchführen und nicht von anderen machen lassen. Warum? Eine asiatische Weisheit besagt, dass das, was man an sich selbst tut, eine andere Wirkung hat als das, was andere an einem tun. Je liebevoller und konzentrierter man sich selbst zuwendet, desto intensiver ist die Wirkung dieser Behandlung. Wenn wir selbst aktiv werden, um uns zu helfen oder etwas für unsere eigene Gesundheit zu tun, kommt uns die Natur sehr viel weiter entgegen als wir erwartet haben und es kommt etwas zum Vorschein, das sonst im Verborgenen bleibt.

Für die Anwendungen brauchen Sie nicht mehr als zwei Frotteetücher von der Größe eines Gästehandtuchs sowie heißes und kaltes Wasser. Bei Beschwerden können Sie statt reinen Wassers auch einen Heilpflanzenaufguss verwenden. Die Auflage eines Kräuterkissens (siehe Seite 135) kann nach den Anwendungen von Vorteil sein.

Die Kompressen werden jeweils dreimal heiß und einmal kalt auf verschiedene Körperzonen gelegt, wobei die unten angegebene Reihenfolge möglichst eingehalten werden sollte. Die Temperatur richtet sich nach der individuellen Hitze- und Kälteempfindlichkeit.

1. Die Behandlung beginnt auf der Rückseite des Körpers. Ein in heißes Wasser getauchtes und gut ausgedrücktes Frotteetuch wird auf das Steißbein gelegt, bis die Wärme nachlässt. Das ist schon nach wenigen Minuten der Fall. Der Vorgang wird noch zweimal wiederholt und nach dreimaligem Auflegen sollte das Gebiet gut durchwärmt sein. Danach wird ein in kaltes Wasser getauchtes Tuch gut ausgedrückt auf dieselbe Stelle gelegt. Alle anderen Körperzonen werden ebenso behandelt.

2. Nun werden entweder beide Nieren gleichzeitig behandelt oder jede Nierenseite einzeln.

3. Als nächstes werden Nacken und Halswirbel behandelt. Hier kann die Anwendung durch eine Massage mit der flachen Hand erweitert werden. Dazu reibt man die Handflächen vor dem Körper aneinander und legt dann zunächst die linke Hand flach auf den Nacken und massiert achtmal von rechts nach links. Dann werden die Hände gewechselt und die rechte Hand massiert von links nach rechts. Diese Anwendung löst Verspannungen im Nacken- und Kopfbereich, wovon vor allem Augen und Ohren profitieren.

4. Auf der Vorderseite des Körpers werden die Kompressen zuerst auf das Schambein gelegt.

5. Dann wird die Gegend um den Nabel behandelt.

6. Es folgt der Bereich über dem Brustbein und der Thymusdrüse. Hier wird sehr vorsichtig gearbeitet.

7. Zum Schluss werden drei heiße und eine kalte Kompresse auf die Augen gelegt. Diese Anwendung mache ich regelmäßig als einen Teil meiner Morgentoilette. Sie kann aber auch zu anderen Tageszeiten und mehrmals am Tag nach Bedarf ausgeführt werden. Unter anderem spricht sie den Blasenmeridian an, der an den inneren Augenwinkeln beginnt. Außerdem löst sie

Verkrampfungen, verbessert die Durchblutung und damit die Sehfähigkeit und hat eine wunderbare Wirkung auf die Ohren. Die Anwendung kann durch die folgende Massage erweitert werden: Nachdem man die Handflächen vor dem Körper aneinandergerieben hat, deckt man die Augen damit ab. Die wohltuende Wärme der Handflächen wirkt entspannend auf die Augen und lässt dunkle Schatten unter den Augen verschwinden.

8. Zuletzt wird der „Vertrauensmeridian“ angesprochen, indem man die Handflächen wieder vor dem Körper aneinander reibt und dann die rechte Hand locker auf den Scheitel legt, während die linke auf dem Nabel ruht. Diese einfache Übung kann mehrmals am Tag gemacht werden. Sie beruhigt die Gedanken und das gesamte Nervensystem und bringt Energie zwischen Körper und Kopf, Verstand und Herz zum Fließen.

Nach den Anwendungen darf die betreffende Körperzone nicht auskühlen. Das gilt vor allem für den Nacken. Achten Sie also darauf, dass Sie keine Zugluft abbekommen und tragen Sie am besten ein Halstuch. Es wäre von Vorteil, die Anwendungen 1 bis 6 hintereinander durchzuführen, aber das muss nicht unbedingt sein. Wenn man sie im Rahmen einer Kur macht, können sie 8 bis 21 Tage lang eingesetzt werden.

Die Anwendungen 1 und 3 sind für die Nieren am wichtigsten. Sie sollten, je nach Bedarf mindestens einmal pro Woche oder zweimal pro Monat gemacht werden.

Mit den Anwendungen 6 und 7 mache ich (und auch Teilnehmer meiner Seminare) immer wieder die erstaunlichsten Erfahrungen. Ich hoffe sehr, dass mir beispielsweise eine Brille auch weiterhin erspart bleibt.

Anwendung 8 kann überall im Sitzen und im Stehen ausgeführt werden. Diese wunderbar einfache Übung hat sich in Verbindung mit bewusster Atmung bei nervösen Herzbeschwerden (in den Wechseljahren) bei Einschlafstörungen, nervöser Unruhe und dergleichen bestens bewährt.

Kräuterkissen

Nach den soeben beschriebenen Anwendungen mit heißen und kalten Kompressen hat ein Kräuterkissen die intensivste Wirkung. Als Füllung für dieses Kissen habe ich Beifuß (Artimesia Vulgaris) und Rainfarn (Tanacetum Vulgaris) ausgewählt, weil ich mit den Zauberkräften dieser Pflanzen Jahr für Jahr nur die besten Erfahrungen mache. Natürlich können auch andere Kräuter verwendet werden.

Mit Beifuß und Rainfarn sind wir reich gesegnet. Sie gehören zu den so genannten „Unkräutern". Beide Pflanzen waren in vielen Kulturen als Zauberpflanzen hoch geachtet. Die Indianer setzen sie für Räucherungen ein, in China verwendete man sie für die Moxibustion und in Indien waren sie ebenso bekannt wie in unserem eigenen Kulturkreis.

Sie sollen Geister und Dämonen vertreiben. Im Stall wurden sie aufgehängt, um die Luft zu reinigen und das Vieh vor Infektionen zu schützen. Zur Sonnenwendfeier im Juni trug man einen Kranz aus Beifuß auf dem Kopf und um die Taille. Dieser „Sonnwendgürtel" sollte alles Unheil und sämtliche Krankheiten aus dem Körper ziehen. Nach der Feier wurde er ins Feuer geworfen. Ins Kopfkissen gefüllt sollte Beifuß für guten Schlaf und Gesundheit sorgen. Gegen Ermüdung wurde Beifuß in die Tasche gesteckt, um die Füße gebunden und in die Schuhe gesteckt sollte er die Blasenbildung bei langen Wanderungen verhindern.

Beifuß und Rainfarn ergänzen und verstärken einander. Heute weiß man, dass sie antibakteriell und antiviral wirken. Ihre Kräfte erreichen die Organe über die Haut und können dort Verkrampfungen lösen. Beide Pflanzen haben ein stark würziges Aroma. Mit ihrer ätherischen Ausstrahlung sollte man sich anfreunden, bevor man sie anwendet. Bei Allergien ist Vorsicht geboten.

Beide Pflanzen werden im Juni, Juli und August gesammelt, und zwar bei voller Sonne kurz vor dem Aufblühen und auch noch während der Blüte. Blätter und Blüten werden sorgfältig getrocknet. Das ideale Kräuterkissen ist etwa 30 mal 40 Zentimeter groß. Um es zu füllen braucht man 250 bis 300 Gramm getrocknete Pflanzen. Tipp: Nähen Sie zwei unterschiedlich große Kissenbezüge aus naturbelassener Baumwolle oder Leinen. Das kleinere wird mit den Kräutern gefüllt, das große wird darüber gezogen. Dann werden die Zwischenräume mit Schafwolle oder Fließ aufgefüllt.

Das Kräuterkissen wird vor der Anwendung nicht erwärmt, denn die ätherischen Öle werden durch die Körperwärme aktiviert. Ein Kräuterkissen behält seine heilenden Kräfte von einer Saison bis zur nächsten.

Kreuzatmung

Legen Sie den rechten Ellbogen in die linke Hand und berühren Sie mit Zeige- und Mittelfinger der rechten Hand in Stirnmitte mit sanftem Druck die Augenbrauen. Der Ringfinger hält das rechte Nasenloch zu.

Dann atmen Sie ein, halten den Atem an, öffnen das linke Nasenloch, verschließen das rechte mit dem Daumen der rechten Hand und atmen durch das linke aus und wieder ein. Dann halten Sie wieder den Atem an, verschließen das linke Nasenloch und atmen durch das rechte aus und wieder ein. Während Sie die Übung machen, richten Sie Ihre Augen auf die Nasenspitze. Zwischen dem Ein- und Ausatmen machen Sie fünf bis sieben Sekunden lange Pausen. Das verstärkt die Wirkung der Übung. Dann legen Sie den linken Ellbogen in die rechte Hand und wiederholen die ganze Übung.

Die Übung wirkt einseitigem Atmen entgegen. Wenn der Atem in das rechte Nasenloch einströmt, wird der Sympathikus stärker angesprochen, wenn er durch das linke Nasenloch fließt, ist es der Parasympathikus. Das hat eine ausgleichende Wirkung auf das vegetative Nervensystem und regt linke und rechte Niere sowie linke und rechte Nebenniere in ihren Funktionen an. Überwiegend einseitiges Atmen bewirkt einseitiges Denken. Überwiegend rechte Atmung macht aktiv und verhindert, dass wir zur Ruhe kommen. Wenn Sie nachts aufwachen, werden Sie merken, dass Sie durch das rechte Nasenloch atmen.

Überwiegend linke Atmung macht müde, schläfrig, antriebsschwach und depressiv. Bei einem ausgeglichenen gesunden Menschen wechselt die Atemtätigkeit automatisch alle zwei bis drei Stunden zwischen rechts und links. Die Kreuzatmung trägt wesentlich zum Ausgleich der Kräfte sowie zu Konzentration und Harmonie bei.

Vergessen Sie nicht, Ihre Übungen mit einem inneren Lächeln und mit ihren Gedanken zu begleiten, denn die Energie (das Blut) folgt der Aufmerksamkeit (den Gedanken).

Die lockere oder ägyptische Faust

In Asien sagt man, dass die fünf Finger einer Hand in Beziehungen zu bestimmten Organen und zu den fünf Elementen stehen:

Daumen	Gehirn und Kopf	Äther
Zeigefinger	Lunge	Luft
Mittelfinger	Magen und Leber	Feuer
Ringfinger	Nieren	Wasser
Kleiner Finger	Herz und Drüsen	Erde

Zur Heilung von Krankheiten, zur Pflege der körperlichen Gesundheit und zur Entwicklung des Sinnes- und Gefühlslebens entwickelten Ärzte und Priester im alten Ägypten neben anderen Körperübungen bestimmte Fingerübungen. Von der Beweglichkeit der Finger (und der darin liegenden Nerven) versprach man sich Rückwirkungen auf bestimmte Organe und Nervenzentren in der Wirbelsäule und im Gehirn. Verspannte und verkrampfte Finger können ein Indiz dafür sein, dass bestimmte Körperteile krank oder verkrampft sind. In übermäßigen Spannungen (Verkrampfungen) erkannte man einen schwächenden, unnötigen Kraftaufwand (Energieverlust). Fingerübungen wie die ägyptische Faust wirken sich gleichermaßen vorteilhaft auf Körper, Seele und Geist aus:

Die oberen Fingerglieder werden zusammengewinkelt und in die Handfläche geklappt. Den Daumen legt man darüber, wenn möglich bis zum Ringfinger. Die Finger, die Hand, das Handgelenk und der ganze Arm bis zur Schulter sollte entspannt sein, so dass die geballte Faust mit dem fest aufliegenden Daumen locker bewegt werden kann.

Allein das Öffnen und Schließen einer korrekt gebildeten Faust kann energiereiche Impulse geben und Verkrampfungen und Verspannungen im Körpersystem lösen.

Ohrmassage für die Nieren

Reiben Sie die Handflächen so lange vor dem Körpernähe aneinander, bis sie warm sind (magnetisiert). Legen Sie dann die Hände auf beide Ohren und massieren Sie mit den Handballen rubbelnd hin und her und kreisförmig, erst in die eine und dann in die andere Richtung.

Nun atmen Sie ruhig ein, verschließen den Gehörgang mit dem Mittelfinger und klopfen mit dem Zeigefinger sieben- oder achtmal auf den Mittelfinger, der sich dabei leicht abwärts bewegt. Geben Sie dieser Tendenz nach. Wenn Sie die Übung wiederholen, atmen Sie aus statt ein.

Wirkung: Diese Ohrmassage regt die Durchblutung an und schützt vor Ablagerungen. Die durch das Klopfen ausgelöste Vibration hat eine stimulierende Wirkung auf die Nieren und besonders auf die Nebennieren. Sie hat auch Einfluss auf die Hypophyse, verbessert die Hör-, Seh- und Riechfähigkeit und stimuliert die Nervenzellen. Außerdem hilft sie bei Tinnitus sowie bei Nebenhöhlen- und Augenbeschwerden. Ablagerungen werden durch verstärkte Durchblutung abtransportiert. Auf der seelischen Ebene klärt die Übung Kopf und Geist, hebt die Stimmung und lässt Depressionen schwinden.

Ohrmassage mit Klang

Reiben Sie die Handflächen aneinander, um sie zu erwärmen und massieren Sie die Ohren wie oben beschrieben. Atmen Sie ein und halten Sie den Gehörgang mit dem Mittelfinger zu. Spüren und horchen Sie ein paar Sekunden oder Minuten lang (ohne Anstrengung) in sich hinein und lassen Sie mit dem Ausatmen langsam einen Ton kommen. Indem Sie den Druck mit dem Mittelfinger leicht verschieben, können Sie den Ton in unterschiedliche Bereiche des Kopfes lenken.

Wirkung: Diese Klangvibration spricht Nieren, Nebennieren und Hypophyse sowie die sensiblen Bereiche der Sinnesorgane an und hilft, Tinnitus und Sprachstörungen zu normalisieren. Wenn diese Übung locker und entspannt ausgeführt wird, ist die Tonvibration an Lippen, Zunge und Zähnen deutlich zu spüren. Ein wenig Praxis ist erforderlich, bevor man ein leichtes Pulsieren in der Kopfmitte oder im Nabelbereich oder ein warmes Gefühl in der Nierengegend wahrnimmt. Das Nervensystem wird stimuliert und die Energiebahnen werden von Blockaden befreit.

Erweiterung beider Übungen

Machen Sie eine der beiden Übungen und massieren Sie danach Ihre großen Zehen, indem Sie sie rundherum tüchtig kneten und anschließend ausschütteln. Massieren Sie den Nierenpunkt „sprudelnde Quelle“ in der Mitte der Fußsohle und klopfen anschließend mit lockeren Fäusten (siehe Seite 138) die Waden (Blasen- und Nierenmeridian) aufwärts. Dann wiederholen Sie die Übung und legen die rechte Handfläche auf den Scheitel.

Wirkung: Dieses Übungsprogramm spricht die Nieren und Nebennieren sowie alle inneren Drüsen und Nervenverbindungen an, besonders die der Augen, der Nase und des Mundes. Es heißt, dass der Körper davon so „hellhörig“ wird, dass er das Gras (die Pflanzen) „wachsen hören“ kann, weil allem Wachstum Tonschwingungen zugrunde liegen.

Variation: Halten Sie die Zungenspitze während der Übung am oberen Gaumen. (Es erfordert ein wenig Übung, die Zunge dabei nicht zu verkrampfen, sondern locker und entspannt zu halten.) Das verstärkt die Wirkung der Übungen auf die Hirnanhangsdrüse (Hypophyse) und die Nebennieren.

Vibrationsmassage für die Nieren

Diese Massage kann sowohl im Stehen als auch im Sitzen durchgeführt werden, am besten morgens direkt nach dem Aufstehen, aber auch jederzeit während des Tages, zum Beispiel bei einem Spaziergang, wo immer es möglich ist, oder abends vor dem Schlafengehen.

Reiben Sie die Handflächen vor dem Körper aneinander bis sie warm sind. Legen Sie die flachen Hände auf die Nieren und massieren Sie mit leichten Streichbewegungen. Ballen Sie die Hände dann zu lockeren Fäusten und bearbeiten Sie den Nierenbereich in kreisenden Bewegungen mit den Knöcheln. Steigern Sie den Druck der Fäuste allmählich, allerdings nicht über die Schmerzgrenze hinaus. Gehen Sie im Bereich der Nebennieren zu einer Vibrationsmassage über, einem Schütteln und Rütteln. Lösen Sie die Fäuste zum Schluss und streichen Sie den Rücken mit den Handflächen aus.

Wirkung: Diese Massage bewirkt, dass die Nieren besser durchblutet und zu höherer Tätigkeit angeregt werden. Das wirkt sich positiv auf unser ganzheitliches Wohlbefinden aus. Über die Anregung der Nebennieren werden alle inneren Drüsen belebt, was ein freies Körpergefühl zur Folge hat. Dunkle Ringe und Schwellungen unter den Augen, die auf geschwächte Nieren und besonders auf schwache Nebennieren hinweisen, können durch diese Massage zum Verschwinden gebracht werden. Auch wenn die Massage flüchtig und schnell durchgeführt wird, entfaltet sie ihre wohltuende Wirkung, wenn auch nur oberflächlich und kurz. Sind unsere Gedanken jedoch im Einklang mit dem, was wir tun, kann diese Sekundenübung zu einer kraftvollen Energiequelle für Körper, Seele und Geist werden. Kraft und Tiefe liegen in unserer absoluten Präsenz, in der Konzentration unserer Gedanken auf das, was wir tun.

Die folgenden Affirmationen können helfen, die eigenen Gedanken zu klären und bewusst zu konzentrieren:

Ich konzentriere mein individuelles „Ich" auf das, was ich tue, meine und wünsche.

Während die Hände aneinandergerieben werden:

Ich vertraue meinem Körper.

Während der Massage: *Ich liebe meinen Körper.*

Am Ende beim Ausstreichen: *Ich habe Sonne im Herzen.*

„Sonne im Herzen" strahlt aus zu den besten Freunden des Herzens: unseren Nieren. Unser Gesicht entspannt sich und wird glatt und freundlich, ohne äußeren Anlass.

„Der Sonnenschein, der aus der Seele kommt, durch das Herz zieht und sich im Lächeln des Menschen äußert, ist in Wahrheit das Licht des Himmels. In diesem Licht blühen viele Blumen." *Hazrat Inayat Khan*

SCHLUSSBETRACHTUNG

Körperliche Gesundheit ist sicherlich nicht das einzige Ziel, das wir anstreben, aber ein gesunder Körper ist die Grundvoraussetzung für jede Art von Weiterentwicklung, die wir uns bestimmt alle von Herzen wünschen. Wissen über das Thema Gesundheit genügt leider nicht, wenn es nicht täglich praktiziert und gelebt wird.

Wie viele von uns sind krank und leidend, abhängig von unzähligen Experten und Medikamenten... In diesem Punkt stehen wir Menschen noch nicht einmal auf der Stufe von wild lebenden Tieren oder von Pflanzen mit gesunden Wurzeln, die umso höher dem Licht der Sonne entgegenstreben, je tiefer und fester sie sich ins Erdreich graben. Viele Menschen sind wie Pflanzen mit kranken Wurzeln. Sie leben zwar, kümmern aber ohne Ausstrahlung und ohne Lebensfreude vor sich hin.

Heute haben wir so viele Möglichkeiten, selbst etwas für unsere Gesundheit zu tun, wie wahrscheinlich nie zuvor in der Geschichte der Menschheit. Wenn wir sie rechtzeitig und vorbeugend nutzen, fallen wir als Individuen aus der Statistik, weil wir uns um das Wichtigste, das wir haben, selbst kümmern. Wir können auf unseren eigenen gesunden Füßen stehen und uns des Lebens freuen.